T0268412

Aprende a descansar

Aprende a descansar

El método de las 7D para cuidar tu
bienestar físico, mental y emocional

Jana Fernández

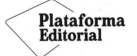

Plataforma
Editorial

Primera edición en esta colección: septiembre de 2021

© Jana Fernández, 2021
© de la presente edición: Plataforma Editorial, 2021

Plataforma Editorial
c/ Muntaner, 269, entlo. 1ª – 08021 Barcelona
Tel.: (+34) 93 494 79 99
www.plataformaeditorial.com
info@plataformaeditorial.com

Depósito legal: B 12295-2021
ISBN: 978-84-18582-64-6
IBIC: VS

Printed in Spain – Impreso en España

Diseño de cubierta y fotocomposición:
Grafime

El papel que se ha utilizado para imprimir este libro proviene
de explotaciones forestales controladas, donde se respetan
los valores ecológicos, sociales y el desarrollo sostenible del bosque.

Impresión:
Reinbook Serveis Gràfics
Polinyà (Barcelona)

Índice |

Introducción. 11
El sueño del tiempo 16

**1. Por qué y cómo dormimos: cada vez menos
y cada vez peor** 25
    Evolución de los hábitos de sueño según la situación
    sociocultural: perspectiva histórica 25
    Los ritmos de la vida: ritmos circadianos,
    ultradianos e infradianos 28
    Reloj biológico vs. reloj social-laboral-cultural 36
    Los cronotipos. 41

2. ¿Qué pasa cuando dormimos? 45
    ¿Cómo es el sueño «normal»? 46
    ¿Qué pasa cuando dormimos? 51
      Procesos cognitivos 52
      Sistema endocrino 55
      Sistema inmune 61
      Sistema nervioso 63
    Para qué sirve dormir y qué pasa si no dormimos . . 64

3. Enemigos del descanso: ruido y luz artificial . . . 69

No hagas ruido 72

El silencio, todo un lujo y todo un placer 77

El lado oscuro de la luz 79

4. Método de las 7D del descanso 83

La primera D: decisión. Decidir es elegir
y elegir es renunciar. 85

La segunda D: disciplina. Hábitos y compromiso . . 91

La tercera D: dieta y deporte. 96

La cuarta D: dormir 104

La quinta D: desacelerar 108

La prisa, mala compañera del estrés 113

Rutina para ir reduciendo marchas 116

La sexta D: desconexión 117

Respiración: una medicina poderosa 122

Tecnoestrés, tecnofatiga y tecnoadicción 124

Minimalismo digital. 127

La séptima D: disfruta de la vida. 129

5. El futuro del descanso 139

La revolución de los datos 141

Dormir… ¿entre algodones? 146

Espacios saludables: arquitectura
y diseño para dormir (y vivir) bien 152

Casas que te cuidan 154

*La rentabilidad de invertir en el bienestar
de los trabajadores* 159

Índice

Todo está en la mente: de la meditación
al entrenamiento del cerebro 161

Epílogo 171

Notas 173

Introducción |

Tengo guardada de una forma nítida en mi memoria la conversación que tuve un día de finales de diciembre de 2016 con el que era entonces mi jefe. La recuerdo a la perfección porque la he repasado una y otra vez, tanto la conversación en sí como lo que me llevó a ella. La recuerdo así de bien porque fue el principio de todo, y este libro que estás empezando a leer es una de las muchas consecuencias de ese momento.

Ese día me senté con mi jefe para decirle que me iba. Que dejaba el trabajo, no porque no me gustase, no porque tuviese una oferta mejor, sino simplemente porque estaba exhausta y necesitaba descansar y desconectar. Dos palabras que se han convertido en mi mantra de vida desde entonces, porque, si de algo me he dado cuenta en este camino que inicié entonces, es de que, si no descansas y te permites desconectar, te quemas. Da igual lo saludable y ecológico que comas, lo bien planificado que esté tu entrenamiento, la de horas que le dediques al yoga y a la meditación… Si no permites que tu cuerpo se restaure, se regenere, se recupere y se reinicie todos los días, estás perdido.

Llegué a esa reunión tras muchas noches dándole vueltas a la cabeza sin poder dormir de puro agotamiento, tras muchas charlas con mi pareja, con mi madre, con mis amigas, porque, aunque era evidente que o acababa con esa situación o la situación iba a acabar conmigo, me costó mucho dar el paso.

No te vayas a pensar que trabajaba en una multinacional, dirigiendo un equipo de trescientas personas, viajando cada semana a una esquina del planeta y gestionando presupuestos multimillonarios. Al contrario. Era un negocio local, un gimnasio *boutique* con un equipo de menos de diez personas, y con clases a horas marcadas y con un aforo limitado. Así explicado, todo parece bastante manejable y controlable. Sin embargo, para mí se convirtió en una «jaula de oro», como muy bien me dijo mi amiga Andrea en una de las muchas conversaciones que tuve con ella sobre el tema.

Los dieciocho meses que trabajé allí se pueden resumir en jornadas laborales de lunes a domingo, en ponerme el despertador a las seis de la mañana para asegurarme de que la entrenadora de las mañanas no se había dormido, en acostarme a las once de la noche o más tarde una vez que había terminado la jornada laboral de todo el mundo, en estar disponible veinticuatro horas al día cualquier día de la semana para lo que fuera, y en ser responsable de todo. Tan pronto sustituía en recepción a alguien que estaba enfermo como revisaba hasta el último punto y coma de la web; desde supervisar las publicaciones en redes sociales (y llevarlas yo hasta que se contrató a alguien) hasta poner en marcha y asegurarme del funcionamiento de la plataforma de reservas y cobros *online*; desde coordinar a los operarios para cualquier obra o labor de mantenimiento hasta salir corriendo a un polígono a treinta kilómetros de Madrid para comprar un micro-diadema nuevo porque no había ninguno para las clases de la tarde (verídico); desde hacer los horarios de clases y formaciones hasta encargarme todos los meses de entregar nóminas... Una semana de febrero contabilicé las horas que había trabajado. Fueron ochenta. Acabé con fascitis plantar de estar tanto tiempo de pie.

Y en diciembre de 2016 exploté. Y menos mal que exploté, porque no solo mi salud estaba pendiendo de un hilo, también mi relación de pareja y mi vida personal, completamente relegadas a un segundo plano. Seguro que estás pensando que la culpa realmente era mía por no saber poner límites y no ponerme a mí y a mi familia por delante, y estoy cien por cien de acuerdo. Nadie me obligaba a asumir todas esas responsabilidades, sencillamente iba metiendo cosas en el saco de mis tareas porque mi carácter perfeccionista, autoexigente y «agradador» (ese rasgo de personalidad de los que necesitamos la aprobación externa para saber que «lo hemos hecho bien») no me permitía decir «basta ya» o «no puedo con todo». Si algo aprendí de esa experiencia, es que, si no me pongo yo por delante, nada ni nadie lo va a hacer.

Los síntomas físicos de la falta de descanso y desconexión comenzaron a aparecer de forma discreta: dolores de espalda, estómago revuelto, tics en los párpados y otras cosas que llegué a normalizar de tal manera que no les daba importancia. El tema se empezó a poner serio cuando comencé a notar taquicardias sin venir a cuento, estando sentada en el despacho o en el sofá de casa. Pasé a dormir una media de cuatro horas, me acostaba tarde pegada al móvil y me despertaba muy pronto en estado de alerta, y encima muchas noches el tiempo que estaba en la cama lo pasaba en vela dándole vueltas a la cabeza.

Entonces no sabía que esta falta de sueño era la causante de mis síntomas cognitivos: con treinta y cinco años tenía unas lagunas mentales que me daban pavor. No recordaba cosas tan simples como qué había comido, o si había mandado un correo o no; me quedaba en blanco a mitad de una conversación y se me iba el hilo de lo que estaba contando; y tenía que llevar listas de absolutamente todo, porque me aterraba olvidarme de algo «importante».

Pero si hubo un detonante para darme cuenta de que no podía seguir así, fue el cambio en mi carácter. Soy una persona muy alegre, parlanchina, me gusta estar con la gente, soy muy activa, y en cuestión de medio año me convertí en alguien totalmente distinto: muy irritable, casi siempre enfadada, con malas contestaciones hacia mi pareja, invadida por la tristeza de estar viviendo una realidad que no quería y de la que no sabía cómo salir.

Justo en ese momento cayó en mis manos un libro que me abrió los ojos, y le puso nombre y explicación científica a lo que me pasaba. Había oído hablar de Arianna Huffington como una de las mujeres de más éxito y más influyentes en los medios de comunicación estadounidenses. Lo que nunca había ni tan siquiera sospechado, hasta que leí *La revolución del sueño*, es que su éxito casi le cuesta la vida, y que su siguiente gran proyecto era precisamente transformar la idea de éxito hasta la extenuación que nos han vendido como único camino hacia la realización profesional y personal. Cuando leí su libro por primera vez pensé que era una oportuna coincidencia, pero la verdad es que creo poco en las casualidades. Hoy, cuando ya he perdido la cuenta de las veces que lo he releído, entiendo que fue algo providencial que apareció en mi vida en el momento en que más lo necesitaba, y al publicar mi primer libro sobre la importancia del descanso con la misma editorial que trajo su libro a España siento que se cierra el círculo. Todo pasa por algo.

Como vas a leer en estas páginas, todos esos síntomas que culturalmente hemos aceptado en esta sociedad de la hiperacción y la hiperproductividad pueden deberse a una privación de sueño y de descanso prolongada en el tiempo. Si te sientes identificado con ellos, tranquilo, no eres un bicho raro, te pasa lo que a casi todos, pero es hora de ponerse manos a la obra, ya sabes que mal de muchos...

Desde 2008 la Asociación Mundial de Medicina del Sueño celebra el Día Mundial del Sueño en el mes de marzo, un día creado para sensibilizar sobre la importancia del sueño y sobre su gran impacto en la salud. Concretamente el viernes anterior al equinoccio de marzo o el tercer viernes de marzo. La Sociedad Española de Neurología publica todos los años con motivo de esta fecha una nota de prensa[1] en la que se recogen los datos analizados y obtenidos a partir de diversos estudios sobre los hábitos y la calidad del sueño de los españoles:

- La Sociedad Mundial del Sueño estima que los problemas del sueño amenazan la salud y la calidad de vida de hasta el 45 % de la población mundial.
- Más de un 10 % de la población española, lo que supone más de cuatro millones de personas, padece algún tipo de trastorno de sueño crónico y grave.
- Más de doce millones de españoles se despiertan con la sensación de no haber tenido un sueño reparador.
- Entre el 20-25 % de la población infantil española sufre dificultad para iniciar o mantener el sueño.
- Menos de un tercio de los pacientes con problemas de sueño busca ayuda profesional.
- Estudios llevados a cabo en otros países ya señalan un aumento del 37 % en la prevalencia de insomnio clínico durante la pandemia y cambios en los patrones del sueño en el 50-70 % de las personas estudiadas.

El sueño del tiempo[2]

En este libro voy a hablar de sueño, pero quiero hacer una puntualización antes de continuar. En estas páginas no vas a encontrar un remedio milagroso contra tus problemas de insomnio (por cierto, ¿ese insomnio lo ha diagnosticado un médico o lo has diagnosticado tú?). Cuando me invitan a algún pódcast, a colaborar con un medio o a dar una charla sobre sueño y descanso, siempre hago la misma puntualización. Yo no soy médico y, por lo tanto, no puedo hablar de ni diagnosticar trastornos del sueño. Esta explicación que puede parecerte innecesaria es fundamental en la era del «me hago un curso *online* y ya soy experto», y si me pongo un título en inglés con el *coach* delante, más experto.

Mi formación académica no tiene nada que ver con el mundo científico. Soy licenciada en Traducción e Interpretación y en Humanidades, y tengo un máster en Comunicación. He trabajado más de quince años en este sector y, desde 2018, me dedico a la divulgación y creación de contenidos especializados en bienestar y descanso a través de mi programa de pódcast, *El Pódcast de Jana Fernández: A guide to live well,* y distintos canales de comunicación.

Para desempeñar esta nueva faceta laboral de la forma más rigurosa y profesional posible, he realizado diversas formaciones en psiconeuroinmunología y bioquímica cerebral, y acabo de finalizar un máster en Fisiología y Medicina del Sueño. Pero no soy médico, y mucho menos estoy especializada en trastornos del sueño.

A esa labor se dedican profesionales con los que he tenido el honor de contar en mi programa de pódcast, como Juan Antonio Madrid, cronobiólogo, catedrático de Fisiología de la Universidad de Murcia y académico numerario de la Academia de Ciencias de la Región de Murcia; el doctor Javier Albares, especialista en neurofisiología clínica y director de la Unidad del Sueño del Centro Médico Teknon de Barcelona; el doctor Gonzalo Pin Arboledas, director de la Unidad del Sueño en la Clínica Quirón de Valencia y jefe de la Unidad de Pediatría de Quirónsalud Valencia; el profesor Darío

Acuña Castroviejo, catedrático de Fisiología Médica de la Universidad de Granada y director del Instituto Internacional de la Melatonina; o Nazareth Castellanos, licenciada en Física Teórica y doctora en Medicina y Neurociencia, con un máster en Matemáticas Aplicadas a la Biología y otro en Neurociencias.

¡Como ves, me he rodeado y estoy aprendiendo de los mejores!

Lo que vas a encontrar en la primera parte de este libro es una extensa reflexión que primero hice para mí misma y que ahora quiero compartir contigo sobre la importancia que tiene dormir y descansar para nuestra salud física, mental y emocional, y sobre la evolución social y cultural que nos ha llevado a convertirnos en una sociedad que persigue la optimización de las personas y de la vida misma como si fuéramos máquinas. Con nosotros mismos no tenemos la más mínima piedad, que, sin embargo, sí tenemos con nuestros ordenadores y teléfonos móviles: los dejamos descansar, les permitimos que se carguen las horas que necesiten y les hacemos *reset* las veces que haga falta.

En esta primera parte te voy a contar lo que he aprendido sobre lo desincronizados que están nuestros relojes laboral, social y cultural con respecto a nuestro reloj biológico; te voy a explicar también qué sucede en nuestro cuerpo cuando dormimos y cuáles son las consecuencias de la privación de sueño para nuestra salud; y te voy a hablar de dos epidemias silenciosas, dos problemas del mundo moderno que amenazan nuestro descanso: el ruido y la luz artificial.

En la segunda parte del libro me detendré en el método de las 7 D del descanso, que no es sino cada uno de los pasos que tuve que dar para salir de una depresión por agotamiento que me paró en seco durante dos meses (esto te lo cuento luego):

1. Decisión
2. Disciplina
3. Dieta y Deporte
4. Dormir
5. Desacelerar
6. Desconectar
7. Disfrutar

Les he tomado prestado el título para este apartado a Carlos López Otín y Guido Kroemer. Catedrático de Bioquímica en la Universidad de Oviedo y biólogo celular respectivamente, han escrito un ensayo precioso sobre uno de los mayores retos científicos, sociales, culturales e incluso filosóficos de nuestra época: el sentido del tiempo y su impacto sobre el envejecimiento y la longevidad, desde una perspectiva científica y humanista.

La conquista del tiempo del reloj inauguró una nueva forma de comportamiento social que inmediatamente mostró sus luces y sus sombras. Así, la universalización del reloj introdujo el concepto y proporcionó un sentido de orden a las actividades humanas, pero también trajo una nueva forma de esclavitud. […] Nunca hubo tantos relojes para medir tan poco tiempo.[3]

Esa esclavitud es la tiranía temporal a la que se refiere el filósofo Byung-Chul Han,[4] una esclavitud que muchas veces nos autoimponemos asignando una tarea a cada minuto del día, incluso al tiempo de ocio, para sentirnos productivos y eficientes. La nuestra es una sociedad del rendimiento y de la obligación, como afirma Han, en la que nos autoexplotamos con técnicas de productividad y administración del tiempo como el *multitasking* y en la que lo que importa es hacer, «la hiperactividad frente a la vida contemplativa como estilo de vida». «Es una ilusión pensar que, cuanto más activo uno se vuelve, más libre es.»[5]

Yo, en su momento, tuve que replantearme la forma que tenía de entender la vida. Alcancé un punto en el que me sentía totalmente separada de mí, porque me trataba a mí misma como una máquina optimizable, en lugar de aceptarme como un ser humano con una biología, una fisiología y unos ritmos vitales inseparables e incomprensibles sin el ambiente que me rodea.

Nos hemos creído que podemos vivir marcando nosotros el ritmo, y nada más lejos de la realidad. Vivimos a toda velocidad, disponibles 24/7, generalmente en espacios interiores expuestos a luz artificial; trabajamos en modo multitarea más de un tercio de nuestros días, rodeados de pantallas y multiestimulados por notificaciones, correos, mensajes…, e intentando llegar a todo. Llegamos a la cama derrapando, con el cuerpo agotado, pero con el cerebro a mil revoluciones, y nos levantamos al día siguiente igual de cansados que nos acostamos, dispuestos a «comernos el mundo» con ayuda de un buen chute de cafeína para que no se nos «haga bola».

Vivimos desincronizados porque en nuestro día a día no hacemos sino mandarle mensajes erróneos al cuerpo:

- prestamos más atención al reloj del móvil que a nuestro reloj interno (sí, todos tenemos uno central y varios periféricos, ahora te cuento);
- comemos productos en lugar de alimentos, y los comemos cuando nos dicen que hay que comer, tengamos hambre o no;
- recurrimos a estimulantes de todo tipo para poder seguir el ritmo de vida infernal que llevamos;
- hacemos ejercicio a las horas menos indicadas, o no hacemos nada;
- nos mantenemos en constante estrés;
- nos exponemos muy poco a la luz natural y estamos en contacto con la naturaleza «de vez en cuando»;
- no nos comprometemos con hábitos de vida saludables y, si lo hacemos, somos muy poco consistentes, los propósitos de Año Nuevo se nos olvidan el 2 de enero...

Como verás, con acostarse y levantarse a la misma hora todos los días no es suficiente. No podemos seguir viviendo ajenos al entorno que nos rodea, un entorno en constante cambio que, a su vez, genera cambios constantes en nosotros. Ajenos a la rotación de la Tierra sobre su eje cada veinticuatro horas, que permite esa alternancia del día y de la noche y que, a su vez, provoca cambios ambientales de luz, de temperatura y de humedad que afectan a todos los organismos. Ajenos a la rotación de la Tierra alrededor del Sol cada trescientos sesenta y cinco días, que permite el cambio de estación, de nuevo con cambios trascendentales de luz, temperatura, humedad, etc. La naturaleza marca unos ritmos muy claros y muy precisos en nuestra biología, y ha determinado nuestra evolución como especie. Pese a ello, vivimos entre cuatro paredes, con las persianas bajadas y bombillas de luz artificial, pero, eso sí, de bajo consumo, en edificios inteligentes que garantizan la misma temperatura en enero y en agosto, y al ritmo que marcan los relojes externos que llevamos en la muñeca o en el móvil, en lugar de escuchar nuestro reloj interno.

Y esa es la intención con la que me he lanzado a este reto de escribir un libro sobre sueño y descanso. Ayudarte a entender la importancia que tiene escuchar tu reloj interno y el reloj que marca los ritmos de la naturaleza para tu salud y tu bienestar físico, mental y emocional. ¿Cómo saber si este libro es para ti? Si respondes «sí» a tres o más de las siguientes preguntas, tu cuerpo te está pidiendo a gritos que lo sincronices:

- ¿Te levantas por la mañana con la sensación de estar «empanado»?
- ¿Te sientes cansado la mayor parte del tiempo?

- ¿Dices mucho eso de «yo, hasta que no me tomo un café, no soy persona»?
- ¿Sientes que tu cuerpo está agotado, pero, aun así, tu cabeza va a mil por hora?
- ¿Tienes malas digestiones, sientes pesadez, hinchazón y gases?
- ¿Te cuesta perder peso, aunque comes bien y haces ejercicio?
- ¿Sueles tener dolores articulares y musculares?
- Aunque tu pareja te encanta, ¿tienes la libido por los suelos?
- ¿Te sientes triste o tienes problemas para concentrarte de forma habitual?
- ¿Sientes falta de motivación incluso para hacer las cosas que más te gustan?
- ¿Te pones malo con frecuencia y cada vez te cuesta más recuperarte?

Antes de que sigas leyendo, quiero advertirte de uno de los «peligros» de preocuparse en exceso por el sueño, por paradójico que te suene. Se trata de la «ortosomnia» (del griego *ortos*, «correcto», y *somnia*, «sueño»), es decir, convertir los hábitos saludables relativos a la higiene y el cuidado del sueño en un deber rígido, en una obsesión que te estrese tanto que altere tu sueño. La presión y el miedo de no estar haciéndolo bien pueden ser terribles estresores, así que, a partir de aquí, tómatelo con calma. Dormir es uno de los mayores placeres de la vida, ¡no lo convirtamos en una tortura!

1.
Por qué y cómo dormimos: cada vez menos y cada vez peor

Evolución de los hábitos de sueño según la situación sociocultural: perspectiva histórica

La historia más reciente de la humanidad ha estado marcada por distintas revoluciones en las que el *Homo sapiens* ha ido conquistando cada uno de los escalones de necesidades de la pirámide de Maslow: desde las más básicas para la supervivencia de la especie hasta las pensadas y diseñadas para la supervivencia del ego. Esta evolución hacia el desarrollo tecnológico ha supuesto una involución en el desarrollo de nuestra condición de *sapiens*. Así lo afirma Yuval Noah Harari en *Sapiens: De animales a dioses*:[6]

Existen algunas pruebas de que el tamaño del cerebro del *sapiens* medio se ha reducido desde la época de los cazadores-recolectores. En aquella época, la supervivencia requería capacidades mentales soberbias de todos. Cuando aparecieron la agricultura y la industria, la gente pudo basarse cada vez más en habilidades de los demás para sobrevivir, y se abrieron nuevos «nichos para imbéciles». [...] Los cazadores-recolectores dominaban no solo el mundo circundante de animales, plantas y objetos, sino también el mundo interno de sus propios cuerpos y sentidos.

Ahí está la clave. En que, a medida que hemos ido evolucionando hacia el dominio y la optimización de la vida misma a través de la tecnología, hemos ido alejándonos de esa esencia y sabiduría animal que nos permitía vivir en consonancia con nuestro entorno, y no a su costa.

Durante dos millones y medio de años, la especie humana se alimentó de las plantas que la naturaleza ponía a su disposición según la ubicación geográfica y la época del año, y de los animales que vivían y se reproducían libremente. Hace diez mil años, la relación de los *sapiens* con la naturaleza a la hora de alimentarse pasó de la no intervención a la manipulación de unas pocas especies de plantas y animales. La revolución agrícola «fue el punto de inflexión, dicen, en que los *sapiens* se desprendieron de su simbiosis íntima con la naturaleza y salieron corriendo hacia la codicia y la alienación».[7] Esta revolución en la forma de alimentarse también supuso una revolución en la manera de vivir y de organizar el día a día. El excedente de alimento y la creación de comunidades asentadas geográficamente permitieron el aumento progresivo de la población de *Homo sapiens*.

Voy a dar un salto de unos cuantos miles de años para llegar a otra de las revoluciones que marcaron un cambio trascendental en el estilo de vida de la especie humana, la revolución científica, que dio lugar al descubrimiento de nuevos mundos en el siglo xv y permitió circunnavegar la Tierra por primera vez en el siglo xvi; y que dio lugar también a nuevas teorías como las expuestas por Francis Bacon en su manifiesto científico *Novum organum* (1620) y por Isaac Newton en *Principios matemáticos de la filosofía natural* (1687). Esta revolución del conocimiento sentó las bases de la gran Revolución Industrial, que permitió el desarrollo del transporte y las comunicaciones gracias a la invención de la máquina de vapor en el siglo xviii, y que culminó el proceso de transformación de la especie humana en una especie casi artificial.

El trabajo en serie en las fábricas nos convirtió en una extensión de las máquinas que producían en serie, peones autómatas[8] que realizaban exactamente la misma tarea y los mismos movimientos desde que entraban hasta que salían de la fábrica. El objetivo de la producción en serie era maximizar la productividad y la eficiencia de todos los recursos, materiales y humanos, y fue entonces cuando empezamos a pensar en nosotros como máquinas que se podían optimizar y explotar.

El trabajo en la fábrica, sin embargo, todavía nos obligaba a cierto movimiento, aunque fuera siempre el mismo. La revolución tecnológica o digital culminó el desastre evolutivo al privarnos de esos automatismos y permitirnos vivir, trabajar y entretenernos a golpe de clic. Y en esas estamos, pegados a la pantalla y viviendo en mundos paralelos en los que estamos más conectados que nunca, pero en los que nos relacionamos con nosotros mismos y con los demás menos que nunca.

Esta perspectiva histórica, y eso que no es fácil resumir miles de años en dos párrafos, es imprescindible para entender cómo hemos llegado hasta aquí y, más importante aún, para darnos cuenta de que la esencia humana dista mucho del estilo de vida actual.

Los ritmos de la vida: ritmos circadianos, ultradianos e infradianos

¿Alguna vez te has preguntado por qué respiramos con la cadencia que lo hacemos, por qué nuestro corazón late al ritmo que lo hace, por qué dormimos más o menos cada veinticuatro horas o por qué las mujeres tenemos un ciclo reproductor de unos veintiocho días aproximadamente? Siempre nos referimos a la precisión de un reloj suizo para hacer referencia a aquello que sucede con exactitud en tiempo y forma, pero ¿no crees que sería más indicado referirnos a la precisión con la que se suceden todos los fenómenos fisiológicos que tienen lugar en nuestro organismo? Y no solo los ritmos de nuestro organismo; no hay más que mirar afuera y fijarnos en los ritmos de la naturaleza: la sucesión de estaciones, la noche y el día, la reproducción de determinadas especies, las migraciones estacionales de pájaros, la hibernación de los osos…

Todos esos procesos, tanto los fisiológicos como los naturales, tienen un ritmo, su ritmo, y, según la cadencia con la que sucedan, se denominan ritmos circadianos, ultradianos e infradianos. Aunque es algo intrínseco a los seres vivos, hasta la década de los cincuenta del siglo pasado no se empezaron a estudiar los ritmos biológicos, en particular los relacionados con el ciclo nictemeral (relativo a un periodo de aproximadamente veinticuatro horas) producido por la rotación de la Tierra alrededor del Sol. Sí que es verdad que los orígenes de la cronobiología se sitúan en el siglo xviii, cuando el astrónomo francés Jean-Jacques Dortous de Mairan intuyó la existencia de los relojes biológicos al observar cómo los ejemplares de *Mimosa pudica* que tenía en su estudio abrían sus hojas al amanecer y las plegaban al anochecer. ¿Sucedería lo mismo en ausencia de luz? Metió algunos ejemplares en un armario y observó cómo, aun en ausencia total de luz, las hojas se abrieron al amanecer y se volvieron a cerrar al anochecer. Así es como empezó a tomar forma la idea de que las plantas y otros organismos vivos poseemos un reloj interno que funciona de forma independiente a los cambios ambientales, aunque no es ajeno a ellos.

El funcionamiento de nuestro organismo no es indiferente al entorno físico que nos rodea; de hecho, nuestro equilibrio es el resultado de un constante reajuste de los parámetros fisiológicos ante las perturbaciones del medio externo. Es lo que el fisiólogo americano Walter B. Cannon denominó homeostasis en su artículo «Organization for Physiological Homeostasis», publicado en 1928 en *Physiological Re-*

views (9:399-443). Por lo tanto, podemos definir los ritmos biológicos como adaptaciones heredables de los seres vivos ante los cambios que se producen en el ambiente exterior de forma recurrente en intervalos más o menos regulares.

Lo primero que tenemos que distinguir es el concepto de «ritmo» del de «ciclo». Un ciclo es la sucesión de acontecimientos que tienen lugar de forma repetitiva siempre en el mismo orden, sin tener en cuenta el tiempo en se producen. Cuando un ciclo ocurre en un intervalo de tiempo constante y previsible, entonces hablamos de ritmo, que puede ser endógeno o exógeno, según sea generado por el propio organismo o no. Los ritmos biológicos más evidentes, como los conductuales, los hormonales, el de vigilia-sueño, etc., tienden a agruparse alrededor de determinadas señales del entorno. A su vez, estas señales, que actúan como sincronizadores, son la manifestación de determinados fenómenos geofísicos que se repiten, como el ciclo de las mareas, el ciclo de luz-oscuridad, las fases lunares, los cambios estacionales, los ciclos anuales, etc.

Por lo tanto, podemos establecer una primera clasificación de los ritmos biológicos según el fenómeno geofísico que los determine. La rotación de la Tierra que permite la alternancia de luz-oscuridad ha generado la aparición de los ritmos circadianos en los seres vivos (del latín *circa*, «alrededor de», y *diem*, «día»). De la misma forma, podemos hablar de los ritmos «circamareales», «circalunares» y «circanuales» cuando se asemejan a los ciclos de las mareas, del mes lunar o del año sideral, respectivamente. Los ritmos circadianos, por tanto, son aquellos que tienen una frecuencia diaria, y oscilan entre un mínimo de veinte y un máximo de veintiocho horas. Los ritmos ultradianos son los que tienen una frecuencia superior a la diaria, es decir, que duran menos de un día, con un periodo inferior a seis horas y mayor de treinta minutos, como el latido cardíaco y la ventilación pulmonar. Y los ritmos infradianos son aquellos que duran más de un día, como es el caso del ciclo menstrual de la mujer.

Otra clasificación de los ritmos biológicos es la que los ordena según sean de frecuencia baja, media o alta. Los ritmos de frecuencia baja tienen periodos desde seis días hasta varios años, como los circalunares, los estacionales y los circanuales. Los circalunares se adaptan al ciclo de veintinueve días y medio del mes lunar que incide sobre el ciclo de las mareas, sobre los procesos de hibernación y estivación, sobre el ciclo reproductor de muchos invertebrados marinos, sobre el ritmo menstrual de algunos primates o sobre la muda de vertebrados e invertebrados, por ejemplo. Los ritmos de frecuencia media tienen periodos de entre treinta minutos y seis días (aquí entrarían los circadianos, ultradianos e infradianos que hemos visto antes). Y, en tercer lugar, los ritmos de frecuencia alta, con periodos de entre medio milisegundo hasta los treinta minutos, como la respiración, el ritmo cardíaco o la actividad neuronal.

Antes te he dicho que los ritmos biológicos pueden ser endógenos, si los genera nuestro organismo, o exógenos, si los generan fenómenos externos como los que hemos visto dependientes de la rotación de la Tierra o las fases lunares. Dentro de nosotros existe un reloj endógeno interno o marcapasos que controla la periodicidad de ciertas variables. Este reloj interno lo forman los **núcleos supraquiasmáticos (NSQ)**, situados en el hipotálamo, cada uno de ellos a un lado de la línea media del cuerpo, justo encima del punto donde se cruzan los nervios ópticos. Están formados por un conjunto de unas veinte mil neuronas que generan una actividad eléctrica constante que no se detiene nunca. Podemos decir que los NSQ son el marcapasos circadiano.

Los NSQ trabajan junto con un segundo reloj cerebral localizado en la glándula pineal, conocida como «tercer ojo» porque se trataría de un vestigio de un ojo primitivo semejante a la retina y sensible a la luz.[9] La glándula pineal es una estructura del tamaño de un guisante situada en la parte superior del cerebro que desempeña un papel esencial en el control de los ritmos circadianos, ya que suministra al organismo información temporal, al liberar diversas cantidades de productos al torrente sanguíneo en función de la hora del día, como la melatonina, una molécula clave que segrega durante la noche.

Los ojos y los NSQ son esenciales para mantener una producción rítmica de melatonina. Cuando la luz penetra en el interior del ojo a través de la retina, estimula los conos y los bastones gracias a la presencia de las proteínas denominadas opsinas, que tienen la capacidad de captar los fotones (partículas de la luz). En la retina, además, hay otras células diferentes a los conos y bastones que también responden a la acción de la luz gracias a que contienen otro tipo de proteína opsina denominada melanopsina. Las células que poseen melanopsina transportan la información directamente a los NSQ, una información puramente lumínica, es decir, que no sirve para formar imágenes, para ver, sino para informar a nuestro cerebro de la existencia o la ausencia de luz. Son las células que permiten poner en hora el reloj biológico de algunas personas invidentes y «hacer que, aunque sean visualmente ciegas, sean "circadianamente" no ciegas».[10]

Cuando nuestro ojo percibe la luz a través de la retina, las señales generadas en conos, bastones y esas otras células que contienen melanopsina llegan hasta las células ganglionares de donde salen los axones (prolongaciones de las neuronas) que constituyen el nervio óptico. Este nervio es el encargado de trasladar la información percibida del exterior.

El marcapasos principal integrado por los núcleos supraquiasmáticos del hipotálamo (NSQ) coordina la actividad de numerosos relojes periféricos localizados en tejidos y órganos. A su vez, cada célula muestra internamente un orden temporal preciso que determina la secuencia de expresión de diferentes genes. Los NSQ y los relojes periféricos utilizan señales temporales del ambiente para su sincronización al ciclo natural de veinticuatro horas. Se los conoce por el término alemán *zeitgebers* («marcadores de tiempo»). El *zeitgeber* o sincronizador más conocido y universal es la alternancia entre luz y oscuridad. Existen otros elementos que pueden actuar como zeitgebers, como la disponibilidad de alimento, la actividad física o el contacto social con seres de la misma especie.

Aprende a descansar

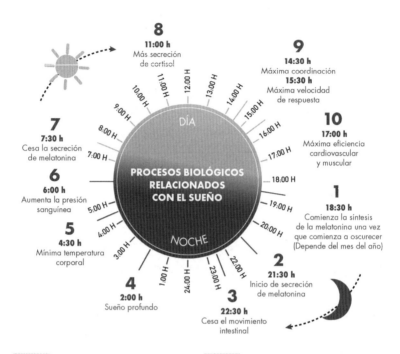

8
11:00 h
Más secreción de cortisol

9
14:30 h
Máxima coordinación
15:30 h
Máxima velocidad de respuesta

7
7:30 h
Cesa la secreción de melatonina

6
6:00 h
Aumenta la presión sanguínea

5
4:30 h
Mínima temperatura corporal

DÍA

PROCESOS BIOLÓGICOS RELACIONADOS CON EL SUEÑO

NOCHE

10
17:00 h
Máxima eficiencia cardiovascular y muscular

1
18:30 h
Comienza la síntesis de la melatonina una vez que comienza a oscurecer (Depende del mes del año)

2
21:30 h
Inicio de secreción de melatonina

4
2:00 h
Sueño profundo

3
22:30 h
Cesa el movimiento intestinal

HORAS APROX.	CAMBIOS EN EL ORGANISMO
6:00	Aumenta la presión sanguínea/pico más alto de cortisol
7:30	Cesa la secreción de melatonina, hormona del sueño
8:30	Comienza el movimiento intestinal
9:00	Máxima secreción de testosterona
10:00	Estado máximo de atención
11:00	Más secreción de cortisol, hormona de estrés y testosterona. Máximo nivel de colesterol en la sangre. Motilidad gástrica rápida
14:30	Máxima coordinación
15:30	Máxima velocidad de respuesta
16:30	Coordinación psicomotora alta

17:00	Máxima eficiencia cardiovascular y muscular
18:30	Presión sanguínea más elevada. Comienza la síntesis de la melatonina una vez que comienza a oscurecer (Depende del mes del año). Rendimiento cardiorrespiratorio y fuerza muscular máximos
19:00	Máxima temperatura corporal (entre las 16:00 y las 20:00 según las fuentes). Aumenta la tensión arterial
21:00	Inicio de la secreción de la melatonina
22:30	Cesa la movilidad gástrica
1:00	Pico más alto de la hormona del crecimiento y más bajo del cortisol. El estado de alerta cae
2:00	Sueño profundo. Nivel máximo de melatonina entre las 2:00 y las 4:00
4:30	Mínima temperatura corporal. Temperatura mínima entre las 4:00 y las 5:00

Infografía: Cristina Enríquez Baquerizo. Fuente Informe *Salud, espacios, personas:*
https://gbce.es/recursos/salud-espacios-personas/

Por qué y cómo dormimos: cada vez menos y cada vez peor

El profesor Juan Antonio Madrid utilizó una metáfora preciosa para explicar el funcionamiento de nuestros relojes en su discurso de ingreso en la Academia de Ciencias de la Región de Murcia:[11]

En nuestro cuerpo, el director de orquesta del sistema circadiano son los núcleos supraquiasmáticos (NSQ), y los músicos son las células, los tejidos y los órganos como el hígado, el riñón, el corazón o el músculo esquelético. El director de la orquesta envía señales humorales como cortisol y melatonina, físicas como cambios de temperatura, y nerviosas a través de vías selectivas del sistema nervioso autónomo, a los músicos, responsables últimos de la generación de cuantos ritmos podemos registrar en el organismo.

Los investigadores Jeffrey C. Hall, Michael Rosbash y Michael W. Young fueron galardonados con el Premio Nobel de Fisiología en 2017 por sus descubrimientos relacionados con los genes y las proteínas que regulan los relojes de la vida. Las oscilaciones circadianas de las células de nuestro cuerpo son reflejo de los cambios en la concentración de determinadas proteínas en el interior de las células. Los estudios de los galardonados condujeron a la identificación de las proteínas PER y TIM, codificadas por los genes *per* (del inglés *period*, «periodo») y *tim* (del inglés *timeless*, «eterno»). Por tanto, ya podemos afirmar que los ritmos circadianos están bajo control genético.

Reloj biológico vs. reloj social-laboral-cultural

La duración del día y la noche y la duración del año han sido los dos ciclos ambientales más precisos que han determinado la evolución de la vida en nuestro planeta desde la aparición de las primeras formas microbianas hace tres mil setecientos millones de años. Esta sucesión rítmica favoreció la aparición de los relojes biológicos de los que te he hablado antes. Sin embargo, desde el siglo xix lo «natural» ha pasado a un segundo plano en favor de las comodidades que nos proporciona lo «artificial». Algo tan —en principio— maravilloso como la aparición de la luz artificial es en realidad una seria amenaza para la sincronía de nuestros relojes. El abuso de la luz eléctrica a escala planetaria está reduciendo la oscuridad y la noche a su mínima expresión. Hoy, son muchas las regiones del planeta en las que la contaminación lumínica ha acabado con la oscuridad, el contrapunto natural al día, que tan necesaria es para la sincronización de los relojes biológicos.

El estilo de vida que caracteriza a la sociedad actual, tanto el ocio como el trabajo y las relaciones personales, tiene sus raíces en el siglo que nos precede, en el que se produjeron las grandes transformaciones en lo que al tiempo de trabajo se refiere, como hemos visto en la primera parte de este capítulo. Los sucesivos avances en el ámbito científico, tecnológico y, por supuesto, en el campo de las comunicaciones han provocado una aceleración constante del concepto del tiempo y han dado lugar a un ser humano cada vez más preocupado por realizar un mayor número de tareas en el menor tiempo posible.

Sin embargo, el tiempo que hemos «ganado» gracias a los avances científicos y tecnológicos no ha revertido en un aumento del tiempo de ocio y convivencia, sino que lo hemos reinvertido en un insaciable «a todas horas, de todo, todo, más lejos, más veces, perfecto, ya». «Todo» es la palabra clave, y «no tengo tiempo», la frase estrella de nuestra sociedad. Piénsalo, tenemos más comodidades que nunca, más conexión que nunca, más dispositivos que nunca, más conocimiento a nuestro alcance que nunca, y seguimos teniendo el mismo tiempo que hace un siglo, veinticuatro horas al día. Así, la queja de nuestra sociedad es que no nos da la vida para todo lo que tenemos que hacer.

Precisamente porque ahora queremos hacerlo todo. Y si para eso hay que dejar de dormir un par de horas cada día, adelante, porque esta sociedad encima te aplaude si vas por la vida dopado de cafeína y sin dormir, porque eso significa que eres una persona superproductiva.

Esta obsesión por la productividad y la eficiencia tiene una explicación sociológica y cultural que me da para otro libro. La profesionalización del tiempo de trabajo que trajo consigo la Revolución Industrial, en el sentido de márgenes espaciales y temporales para desempeñar nuestro oficio, se ha extendido a la profesionalización y calendarización de nuestro tiempo de descanso y ocio.

La evolución de la jornada laboral en España avanza de forma paralela a la Revolución Industrial en nuestro país. La primera ley de restricción de la jornada referida solamente a niños y jóvenes es de 1855. En la ley del 13 de marzo de 1900 se fija la edad mínima para trabajar en diez años, se prohíbe el trabajo nocturno de niños y adolescentes, y se establecen jornadas de máximo seis u ocho horas para ellos. En 1902 se instaura la jornada laboral de ocho horas, aunque solo para determinados empleados de la Administración; no será hasta 1919 cuando el conde de Romanones establezca la jornada de ocho horas para todos los trabajadores. En 1925 se establece el descanso dominical, y en 1926 se regula el trabajo domiciliario. Durante la Segunda República la discusión se centra en la semana de cuarenta horas. Durante el siglo xx se irán haciendo progresivamente pequeñas conquistas en lo que se refiere al ocio entre semana y de fin de semana, el ocio vacacional, la reducción de jornada, etc.[12]

Si el siglo xx fue el siglo de las conquistas sociales en favor de la conquista del tiempo libre y emocional, el siglo xxi, al menos lo que llevamos vivido, está siendo un siglo de tremenda confusión. El ocio experiencial lo ha invadido todo, un ocio de consumo rápido que, si no inmortalizamos y compartimos a través de esa extensión de nuestro yo que es nuestro teléfono inteligente, no ha existido. El concepto de ocio moderno se desarrolló amparado en la necesidad de descanso, pero estamos perdiendo de vista este objetivo inicial en favor de la idea de consumir y acumular experiencias. Cada vez entendemos menos el tiempo libre como un tiempo de conexión, y lo que buscamos precisamente es un tiempo de desconexión a través del consumo desenfrenado

Por qué y cómo dormimos: cada vez menos y cada vez peor

de comida, productos y experiencias; un tiempo que podemos denominar ocio y que lamentablemente para nuestra salud ya no entendemos separado de los conceptos «nocturno» y «ruidoso».

Y te preguntarás: ¿qué tiene esto que ver con nuestro reloj biológico? Pues mucho. ¿Recuerdas que antes hemos hablado de los *zeitgebers* o sincronizadores de nuestro reloj? ¿Y que el más importante era la alternancia de luz-oscuridad, y que otros secundarios, pero no menos importantes, eran los horarios de las comidas, la actividad física y el contacto social? Bien, pues ahora piensa en un día normal en tu vida:

- ¿Te levantas cuando los primeros rayos de sol entran por la ventana o con el despertador?
- ¿Realizas alguna actividad física a primera hora o te metes en el coche, metro o autobús para ir a la oficina?
- ¿Estás expuesto a la luz natural en las horas centrales del día o estás expuesto al halógeno?
- ¿Sales de la oficina cuando aún hay sol o cuando ya es de noche?
- ¿Vas al gimnasio a partir de las 20:00?
- ¿Cenas alrededor de las 22:00, justo antes de que comience el programa de *prime time* o antes de ponerte a ver capítulos de una serie hasta que el cuerpo aguante, mientras chequeas tus redes sociales?
- ¿Te vas a dormir sabiendo que, un día más, te vas a levantar agotado porque vas a dormir menos de lo que sabes que tu cuerpo necesita?

Y si pensamos en los fines de semana o en vacaciones:

- ¿Te levantas a la misma hora que entre semana?
- ¿Te suelen dar las 15:00 o las 16:00 cuando te pones a comer?
- ¿Sales a cenar y la hora habitual para quedar es sobre las 21:00-22:00?
- ¿Te cuesta la misma vida volver a coger el ritmo cuando comienza la semana o cuando vuelves de vacaciones?

Podría seguir haciendo sangre, pero creo que con estas sencillas preguntas ya te has dado cuenta de que nuestros hábitos sociales son cualquier cosa menos unos sincronizadores adecuados de nuestro reloj biológico, y que van en contra totalmente de las «agujas del reloj» ambiental. Es lo que se denomina *jet lag* social, algo que seguimos premiando y alabando culturalmente, y asociando con el carácter abierto y festivo de los españoles.

Dormimos poco por nuestro reloj cultural y de ocio, por nuestros horarios de trabajo o escolares y de las comidas. Cuanto más llenamos nuestra agenda, más horas del día ocupamos en tareas y menos en descanso y reposo. Es una cuestión social y cultural.

Los cronotipos

Quizá, mientras leías estos últimos párrafos, te has sentido un poco contrariado. Justamente es por la tarde cuando te sientes más despierto y con más vitalidad, y te apetece hacer muchas más cosas; te cuesta salir de la cama, y necesitas un par de horas hasta que empiezas a funcionar a pleno rendimiento. A mí me pasa justo al contrario. Alrededor de las 6:30 me levanto de un brinco sin necesidad de despertador, superespabilada y superactiva; las primeras horas del día son para mí las más productivas, tanto para entrenar como para trabajar, y a partir de las 17:00 horas empiezo a apagarme como una vela. A eso de las 21:30-22:00, me duermo, esté donde esté.

Ni tú ni yo somos raros. Sencillamente, cada uno tenemos un cronotipo. Seguro que has oído hablar de las alondras y los búhos en referencia a los distintos tipos de personas según estén más activas a primera hora de la mañana o a última hora del día. Las personas matutinas, como yo, son las que muestran un adelanto de su tiempo interno con respecto a la media de la población; su hora central de sueño se sitúa antes de las 2:00 de la madrugada; mientras que los que muestran preferencia por retrasar sus horarios de sueño, los vespertinos, sitúan su hora de sueño después de las 5:00 de la madrugada. Son los dos cronotipos más comunes y las causas por las que existe esta variedad son múltiples, desde la herencia genética, la edad, y el género, hasta la localización geográfica y la cultura del país.

En el episodio número 92 de mi programa de pódcast,[13] tuve el honor de entrevistar al profesor Darío Acuña Castroviejo, catedrático de Fisiología Médica de la Universidad de Granada, director del Instituto Internacional de la Melatonina y uno de los pioneros en el campo de la melatonina en España. El profesor Acuña me explicó de una forma muy sencilla cómo influye nuestro reloj biológico en nuestro cronotipo: cómo se expresan los genes reloj es lo que va a condicionar nuestra predisposición hacia un periodo de sueño u otro. En función de cómo se vayan expresando, es decir, de la regulación circadiana de esa expresión, la melatonina se producirá antes o después.

En un 50-60 % de la población la melatonina se produce por la noche y tiene un pico entre las 2:00 y las 4:00. Esta relación entre melatonina y reloj biológico corresponde a un cronotipo intermedio, esas personas que se acuestan entre las 22:00 y las 23:00, y se levantan entre las 7:00 y las 8:00.

Sin embargo, a veces los genes reloj se expresan de tal forma que el inicio de la producción de melatonina se da antes y, por tanto, el sueño aparece antes. Es el cronotipo matutino, personas que se acuestan sobre las 20:00-21:00 y se levantan sobre las 5:00-6:00, debido a que los genes que condicionan la producción de melatonina se expresan antes. Por el contrario, el vespertino es el cronotipo en el que los genes reloj hacen que la melatonina empiece a producirse más tarde. El pico de melatonina se dará a las 5:00-6:00. Y esto quiere decir que hay personas que no van a tener sueño hasta las 2:00-3:00, y que idealmente se levantarán a las 10:00-11:00 si su trabajo se lo permite.

Eres alondra —un 20 % de la población aproximadamente— si...

• te levantas al amanecer a tope de energía;
• te levantas antes de las 6:00 sin necesidad de despertador, y te acuestas sobre las 21:00-22:00;
• el cuerpo te pide actividad intensa a primera hora;
• trabajas mejor, te concentras más y eres más productivo antes de comer;
• por las tardes te cuesta más procesar información y, en general, estás más lento.

Eres un búho —un 20 % de la población aproximadamente— si...

• no te cuesta mantenerte despierto pasada la media noche;
• te despiertas de forma natural alrededor de las 10:00 y no te entra el sueño hasta las 2:00-3:00;
• necesitas sí o sí ponerte el despertador para levantarte por las mañanas, y necesitas recurrir a la cafeína para empezar a «funcionar»;
• sientes que tu día comienza de verdad después del mediodía, que es cuando te sientes más alerta y con más capacidad de trabajo y concentración;
• por la tarde es cuando mejor entrenas.

Como ves, hay un 60 % de la población que no es ni búho ni alondra; algunos denominan este cronotipo colibrí. Mientras que búhos y alondras tienen muy claras sus preferencias, el cronotipo colibrí está en medio, no presenta tendencias tan marcadas. Ciertamente nuestra sociedad está diseñada para las alondras, en esto yo he tenido suerte siempre. El horario escolar y el horario laboral a mí me favorecen, porque yo a las 9:00 ya llevo unas cuantas horas de actividad, pero, por ejemplo, mi amiga Susana, que es un búho de libro, lo pasa realmente mal teniendo que levantarse a las 6:30 para llegar al trabajo. Aunque el cronotipo lo llevamos en los genes, técnicamente sí que se puede ajustar a nuestros horarios siempre que sea posible, empezando por tener unos horarios regulares que nos permitan dormir el tiempo suficiente, y siendo constantes.

2.
¿Qué pasa cuando dormimos?

El cuerpo presenta unas secuencias de acontecimientos que determinan si estamos vivos o no; es lo que llamamos erróneamente constantes vitales. Y digo erróneamente porque no son sucesos constantes, sino rítmicos; por eso sería más correcto denominarlos ritmos vitales, como proponen Trinitat Cambras y Antoni Díez en *Los ritmos de la vida*.[14] El latido del corazón (70-80 veces por minuto), la respiración (unas 13 veces por minuto), el parpadeo de los ojos... Todos son ritmos que se pueden acelerar bajo determinadas circunstancias, por ejemplo, ante un peligro o si hacemos ejercicio. El ritmo puede cambiar, pero no para nunca. Los ritmos vitales son, por tanto, los métodos de adaptación de nuestro organismo a los cambios rítmicos del planeta. Y esa es la finalidad de nuestro reloj interno, el reloj circadiano del que hemos hablado en el capítulo anterior: adaptarnos a las condiciones rítmicas de la Tierra.

Todos los seres vivos, vegetales y animales, desde los unicelulares hasta los más complejos, presentan funciones biológicas que oscilan en el tiempo y configuran ritmos. El más llamativo es el ritmo sueño-vigilia, que es el gran modulador

de la fisiología de los distintos sistemas: las funciones cardiovasculares, las funciones respiratorias, así como el procesa-
miento de la información sensorial que recibimos, las funciones endocrinas, el control de la temperatura corporal, la
homeostasis, el metabolismo energético, etc.
Si nos centramos en los mamíferos, existen modos de
dormir muy diferentes. Desde herbívoros como la jirafa, con
menos de cinco horas de sueño al día, hasta la zarigüeya
americana, con unas veinte horas diarias. Algunas especies
como los delfines pueden dormir solo con una mitad del
cerebro porque nunca dejan de nadar, ni siquiera cuando
duermen. La mayoría de las especies son polifásicas, es decir,
duermen periodos cortos varias veces al día; otras, como los
búhos o los humanos, son monofásicas o bifásicas, con uno
o dos periodos de sueño diarios.[15] Es curioso que, en el ser
humano, al nacer, el ritmo sueño-vigilia no sea circadiano
(cada veinticuatro horas), sino ultradiano. Por eso los recién
nacidos duermen unas dieciséis horas al día o más, con un
sueño polifásico; al llegar a los 4-5 años, el sueño se vuelve
bifásico, con dos periodos de sueño al día, que son la noche
y la siesta; y al llegar a adultos, el sueño se vuelve monofási-
co, con una duración promedio de siete horas y media.

¿Cómo es el sueño «normal»?

El sueño es un «estado» que involucra a todo el organismo y
modula toda la fisiología; si el sueño se altera, todo se alte-

ra y, a largo plazo, no solo se ve afectada nuestra calidad de vida, sino que nuestra salud entra en un proceso de deterioro que puede derivar en patologías graves.

Cada vez hay más dispositivos en el mercado que nos permiten medir de forma aproximada distintas variables referentes a nuestra actividad física, nuestro sueño o nuestra variabilidad en la frecuencia cardíaca, por ejemplo. En el capítulo 5 de este libro te hablo de algunos que he probado y que pueden ser un buen comienzo. Una de las variables que nos dice mucho sobre nuestro sueño es la latencia de sueño. Un cuerpo sano con su reloj biológico sincronizado tarda entre cinco y treinta minutos en dormirse de forma natural. Si necesitas más de media hora para quedarte dormido, es posible que tu cuerpo esté fuera de ritmo. Evidentemente, si un día por lo que sea tardas más en dormirte, no te pasa nada; recuerda, la obsesión por el «sueño perfecto» es el peor de los estresores para dormir.

El ritmo sueño-vigilia presenta tres estadios: la vigilia, el tiempo que estamos despiertos; el sueño lento o no REM, que se subdivide en cuatro etapas; y el sueño paradójico o sueño REM, del inglés *rapid eye movement*, «movimientos oculares rápidos». El sueño lento y el sueño paradójico se alternan durante la noche y constituyen un ritmo intrínseco ultradiano.

La vigilia (cerebro activo en cuerpo activo) es un estado que se caracteriza por una actividad psíquica consciente y una actividad motora voluntaria que nos relaciona con el ambiente. La vigilia no es un estado homogéneo, como se podría pensar, sino que se compone de múltiples ciclos ultradianos (te recuerdo que estos son los que se suceden más de una vez a lo largo de las veinticuatro horas del día) de actividad-reposo de unos noventa minutos de duración. Es decir, que cada hora y media se produce una disminución de la alerta y de la capacidad de atención. Por eso muchos expertos en productividad y gestión del tiempo recomiendan trabajar en bloques de noventa minutos, y hacer una pausa entre uno y otro para recuperar.

En el ser humano, **el sueño lento o no REM** (cerebro inactivo en cuerpo activo) supone un 75-80 % del total de las horas de sueño y se divide en cuatro estadios:

* Etapa 1 (N1): Se observa inmediatamente después de la vigilia y dura unos pocos minutos. El paso de vigilia a fase N1 de sueño es muy inestable; durante su transición parece como si no estuviésemos dormidos, lo que popularmente es estar «medio dormido» o en «duermevela». La actividad cerebral es de bajo voltaje, el tono muscular es algo menor que durante la vigilia y los movimientos oculares son lentos y aparecen de forma intermitente. La frecuencia cardíaca se ralentiza y la temperatura corporal disminuye. Supone aproximadamente un 5 % del total de horas de sueño.
* Etapa 2 (N2): Tras la fase N1, descendemos a la etapa N2, en la que el sueño sigue siendo ligero y aún somos bastante reactivos a estímulos externos. Las ondas cerebrales se

ralentizan y el cuerpo entra en un estado de profunda relajación. La actividad cerebral está dominada por las ondas theta, que fomentan el aprendizaje, la memoria y la intuición. En esta fase las ondas theta se ven interrumpidas por otras ondas denominadas *spindles* o husos de sueño (grupos de ondas de unos 14 Hz), que se cree que ayudan a la consolidación de la información y de los recuerdos. Supone aproximadamente un 50 % del total de horas de sueño.

- Etapas 3-4 (N3): En la fase N3 es en la que comienza el sueño profundo, también conocido como sueño delta o sueño de ondas lentas. No solo se ralentizan las ondas cerebrales, también lo hacen la respiración y la frecuencia cardíaca, baja la temperatura corporal aún más, y los músculos están completamente relajados. Esta es la fase en la que segregamos la hormona de crecimiento y tiene lugar el proceso de regeneración de nuestros tejidos. El cerebro comienza su proceso de «desintoxicación» a través del sistema glinfático[16] y nuestro ADN se repara. Supone aproximadamente un 20 % del total de horas de sueño.

El **sueño paradójico o sueño REM** (cerebro que «alucina» en cuerpo paralizado) es la fase en la que nuestro cuerpo está completamente paralizado, mientras que el cerebro y los ojos están plenamente activos, de ahí el nombre de «paradójico». El cerebro presenta casi exclusivamente ondas lentas tipo delta, que son las mismas que se generan en estados meditativos muy profundos. En esta fase es cuando se producen los sueños más vívidos, por eso los músculos se paralizan, para evitar que nos levantemos y «vivamos» nuestros sueños. La duración de esta fase varía entre el 20 y el 25 % del total de horas de sueño.

La fase de sueño lento o no REM más la fase de sueño paradójico o REM componen un ciclo ultradiano de unos noventa minutos, y cada noche se suceden entre cuatro y seis de estos ciclos ultradianos. Los despertares durante el sueño son una característica común del sueño «normal» (unos quince o veinte por noche). Se dan tanto en el sueño lento como en el sueño REM, y van acompañados de un aumento de la frecuencia cardíaca y de la presión arterial. La mayoría son tan breves que no somos conscientes de ellos.

Las necesidades de sueño varían a lo largo de la vida, fundamentalmente en relación con la edad, pero también con factores genéticos y personales. No obstante, la National Sleep Foundation recomienda entre catorce y diecisiete horas para los menores de 3 meses, entre doce y quince horas para los menores de 11 meses, de once a catorce horas para los menores de dos años, entre diez y trece horas para los menores de 5 años, de nueve a once horas para los menores de 13 años, entre ocho y diez horas para los adolescentes y de siete a nueve horas para los adultos. Para los más adultos, incluidos los mayores de 65 años, se recomienda una duración de sueño diaria de entre siete y ocho horas.

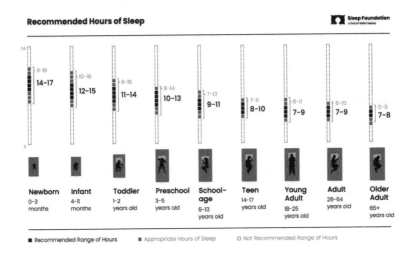

Fuente: https://www.sleepfoundation.org/how-sleep-works/how-much-sleep-do-we-really-need

¿Qué pasa cuando dormimos?

Todas las funciones de nuestro organismo, incluidas las cerebrales, están influidas por la alternancia de la vigilia y el sueño. Aunque aún no sabemos a ciencia cierta por qué y para qué dormimos, sí que hay varias hipótesis aceptadas por la comunidad científica sobre las funciones biológicas del sueño: la de recuperación y restauración del organismo, la de conservación energética, y la de plasticidad, memoria y aprendizaje.

El aumento de la hormona de crecimiento durante el sueño lento en el ser humano apoya la hipótesis de la recuperación y restauración de tejidos. Es fundamental en adultos, para regenerar huesos, músculos, tendones y demás tejidos que se van deteriorando por la actividad diaria, por la práctica de deporte, por traumatismos, etc. Pero también es esencial en edades tempranas, infancia y adolescencia, en las que esta hormona es un actor esencial en el desarrollo físico y cognitivo. Es decir, ¡menos ultraprocesados dopados de vitaminas y más dormir para crecer y tener unos huesos fuertes! La teoría de la conservación energética se ve respaldada por el hecho de que, durante el sueño lento, se reducen el metabolismo y la temperatura corporal, lo que compensa el alto coste energético de la termogénesis.

Respecto a la tercera hipótesis, la neurociencia está mostrando grandes avances. Entre las consecuencias más precoces de la privación continuada de sueño, se observan la pérdida de memoria, la dificultad para adquirir nuevos aprendizajes, la disminución de la destreza motora y los cambios de humor e irritabilidad. El tiempo que dedicamos a dormir no es un tiempo vacío ni una pérdida de tiempo. Cuando dormimos, el cerebro no se apaga, todo lo contrario. El sueño es un momento de una intensa actividad neurológica, un momento de renovación, de consolidación de los recuerdos, de limpieza cerebral y neuronal, y de mantenimiento cognitivo.

Procesos cognitivos

En el episodio 92 del pódcast[17] sobre la melatonina (que ya te he mencionado antes y que te recomiendo que escuches), el profesor Darío Acuña nos explicó de forma muy sencilla qué pasa en nuestro cerebro cuando dormimos:

Durante un periodo de sueño adecuado, suceden dos cosas en el cerebro. En la primera fase de sueño, se produce una relajación, digamos que el cerebro se expande y el espacio que hay entre las neuronas se amplía. En este espacio es donde nuestras neuronas están soltando los detritos o desechos metabólicos derivados de su actividad durante todo el día y, al ampliar este espacio durante el sueño, favorecemos la acción de limpieza del sistema glinfático.[18] Cuando dormimos mal, poco o a ratos, ese proceso no se produce, y las neuronas siguen bañadas durante todo el día siguiente en desechos metabólicos. Esto supone un daño oxidativo y una muerte celular que poco a poco va deteriorando nuestro cerebro, nuestras capacidades cognitivas, nuestra memoria, etc. Y puede condicionar la aparición de procesos neurodegenerativos.

Pero, además, durante la noche, mientras se produce esta dilatación en los espacios entre neuronas, ellas entre sí se van aproximando, y se aproximan las conexiones neuronales, algo que está relacionado con la fijación de la memoria a corto plazo, de la memoria reciente, y el aprendizaje.

En los últimos años la neurociencia ha dado pasos de gigante en el estudio del desarrollo de enfermedades neurodegenerativas como el alzhéimer, el principal trastorno neurodegenerativo que provoca una discapacidad intelectual total en los pacientes que la presentan y que, por la elevada prevalencia a nivel mundial, así como por la elevada carga socioeconómica que conlleva, hace que sea considerado uno de los principales retos de la salud pública del siglo XXI.

Un trabajo[19] publicado en enero de 2020 y realizado por el Barcelonaβeta Brain Research Center (BBRC), el centro de investigación de la Fundación Pasqual Maragall, ha demostrado que las personas con insomnio presentan cambios en el rendimiento cognitivo y la estructura cerebral, especialmente en la sustancia blanca y algunas regiones que se deterioran en etapas tempranas de la enfermedad de Alzheimer. En el estudio se analiza el rendimiento cognitivo de personas con insomnio en comparación con el de personas con un sueño normal; los resultados muestran una reducción en algunas funciones ejecutivas, como la memoria de trabajo, en las personas que sufren insomnio. Además, en imágenes de resonancia magnética, se aprecia que los participantes con insomnio presentan un menor volumen en algunas regiones cerebrales, entre ellas el precúneo o el córtex cingulado posterior, regiones que se ven deterioradas en etapas tempranas de la enfermedad. Finalmente, se han observado cambios en la sustancia blanca y la presencia de procesos de inflamación cerebral que podrían tener un papel clave en la asociación entre la calidad del sueño y el alzhéimer. El estudio respalda la hipótesis que relaciona la presencia de insomnio con una elevada vulnerabilidad a la enfermedad de Alzheimer.

Otra de las líneas de investigación en la enfermedad de Alzheimer es la que estudia las proteínas tau y β-amiloide como elementos clave en este trastorno. La acumulación de la proteína tau, encargada de estabilizar y ayudar a ensamblar el esqueleto de las neuronas, es una de las señales biológicas que aparecen en el cerebro de personas con alzhéimer. Investigadores de la Facultad de Medicina de la Universidad Washington en San Luis han demostrado que sujetos con menos cantidad de sueño de ondas lentas (el sueño profundo que necesitamos para consolidar los recuerdos y levantarnos descansados) presentan mayores niveles de tau en sangre. Por eso, tan importante es la cantidad de sueño como la calidad de este. La proteína β-amiloide, por su parte, es uno de los desechos que producimos con la actividad neuronal diaria y que eliminamos durante el sueño a través del sistema glinfático, ese sistema de limpieza similar al linfático, pero específico del cerebro. Un estudio publicado en 2018 ya señaló que la privación del sueño aumentaba los niveles de β-amiloide entre un 25 % y un 30 %.[20]

Esto no quiere decir que la privación de sueño provoque de forma directa la enfermedad de Alzheimer, aún queda mucho por estudiar en este sentido, pero sí que demuestra que las alteraciones biológicas derivadas de no dormir lo suficiente de forma crónica influyen en mayor o menor medida en las posibilidades de desarrollar enfermedades neurodegenerativas.

Sistema endocrino
En los mamíferos, las concentraciones de muchas hormonas fluctúan durante el día y la noche. Numerosas hormonas se ven afectadas directamente por el sueño y la actividad conductual, además de por un sistema endógeno que afecta a las fluctuaciones diurnas y nocturnas de las hormonas. Cuando

el ciclo de sueño-vigilia y el sistema de temporización endógeno están desincronizados (por ejemplo, durante el trabajo a turnos rotatorios y el trabajo nocturno), las variaciones normales en numerosas hormonas se alteran, lo que puede tener consecuencias negativas para la salud. Sí, la secreción de hormonas en nuestro organismo también sigue ritmos concretos, se producen con la misma periodicidad cada día y tienen un mando doble de regulación:

• Dependen de los mecanismos predictivos circadianos regulados por los NSQ, como es el caso de la melatonina y del cortisol.

• Y dependen del mecanismo homeostático del sueño, como la hormona del crecimiento o la prolactina, que interviene en la función sexual y en la lactancia, y cuya secreción está directamente vinculada con el sueño lento; la leptina, responsable de la supresión del apetito; o la ghrelina, secretada por el estómago para mandar la señal de «hambre» a nuestro cerebro.

Ambos mecanismos regulan la secreción de otras hormonas, como la hormona tiroestimulante TSH.

Me voy a detener en las otras dos hormonas que he mencionado como dependientes de los mecanismos predictivos circadianos regulados por los NSQ: el cortisol, conocida como la hormona del estrés, y la melatonina, conocida como la hormona del sueño.

Cuando los niveles de melatonina se elevan en el cuerpo, los de cortisol descienden. El comienzo del sueño está asociado con una inhibición de la secreción de cortisol, y el efecto inhibitorio aparece relacionado con la fase no REM. Sin embargo, durante la segunda parte de la noche, los microdespertares y, especialmente, el último episodio REM son seguidos de forma consistente por episodios de secreción de cortisol. De hecho, lo que hace que nos despertemos por la mañana y se active nuestro organismo no es otra cosa que una secreción considerable de hormona de cortisol.

Estas secreciones se reproducen durante el día ante estresores, como puede ser la actividad física, una cita importante de trabajo, estar a punto de darte un golpe con el coche... Son secreciones necesarias porque activan nuestro sistema de alarma ante un posible peligro del tipo que sea, lo que los ingleses llaman *fight-or-flight* («lucha o huye»). La mala noticia es que el estrés crónico, con los niveles altos de cortisol en sangre mantenidos en el tiempo, puede dar lugar a efectos neurodegenerativos importantes y a una aceleración de los procesos de envejecimiento del organismo ante la hiperactividad del eje hipotálamo-hipófiso-adrenal (HHA), responsable de nuestra respuesta fisiológica al estrés.

De todas las funciones de la melatonina, son dos las que mayor relevancia tienen desde el punto de vista del estudio del «reposo»: una es la de inductor de sueño, es decir, la hipnótica; y otra es la de sincronizador de ritmos circadianos. Pero la melatonina es mucho más que la hormona del sueño, ya que existen numerosas evidencias de la importancia de la melatonina sobre otros sistemas de nuestro organismo, como las interconexiones de la melatonina y el sistema inmune, o sus propiedades como potente antioxidante.

La melatonina es una hormona presente en todos los órganos, tejidos y fluidos de nuestro cuerpo, desde el corazón hasta la leche materna. Podemos hablar de dos tipos de melatonina: la pineal, que es la que primero se descubrió y, por su carácter rítmico, es la que sincroniza todos los ritmos circadianos del organismo; y la extrapineal.

La melatonina pineal se produce durante la noche en la glándula pineal, una estructura de unas veinte mil neuronas alojada en los núcleos supraquiasmáticos del hipotálamo (NSQ), ya sabes, lo que llamamos el reloj biológico. La glándula pineal fabrica la melatonina a partir del triptófano, un aminoácido que proviene de nuestra dieta y que se convierte en serotonina durante el día, y esta a su vez en melatonina durante la noche. La vitamina B y el ácido fólico también contribuyen a la producción de melatonina.[21] El reloj biológico funciona de manera rítmica para generar melatonina. Las neuronas que lo forman están conectadas con el ojo, que percibe la cantidad de luz que hay a lo largo de veinticuatro horas. Al atardecer, cuando la luz se va con el crepúsculo, la glándula pineal comienza a liberar melatonina (alrededor de las 18:00-19:00), que alcanza su máximo nivel entre las 2:00 y las 6:00, según el cronotipo. De forma inversa, al amanecer, con la aparición de la luz, la glándula pineal deja de fabricar melatonina y el reloj biológico nos indica que es el momento de despertar. Por eso, si por la noche nos vemos expuestos a gran cantidad de luz, nuestro cerebro no producirá la melatonina necesaria y nuestro sueño se retrasará. Por el contrario, si al despertarnos estamos en ambientes oscuros, la melatonina no dejará de producirse y nos costará más entrar en el estado de vigilia.

La secreción de melatonina pineal está influida por diferentes factores:

- La edad: las diferencias día-noche en la concentración de melatonina plasmática son entre tres y cinco veces mayores en los niños que en los ancianos.
- La estación del año: en verano, el comienzo del pico de secreción se adelanta y en invierno se retrasa.
- El ciclo menstrual: en la fase preovulatoria se ha observado un descenso en la cantidad de melatonina secretada.
- El estilo de vida: cualquier otro factor que condicione el tiempo de exposición al sol.
- Fármacos como los bloqueadores beta-adrenérgicos o las benzodiacepinas, que disminuyen la amplitud del pico nocturno.
- El tipo de luz: la luz brillante artificial, de una intensidad de 2500 luxes (la intensidad del atardecer en verano), anula el pico nocturno dentro de los diez o veinte minutos de la exposición, y la melatonina retorna a su valor tras cuarenta minutos de oscuridad. El efecto en días subsiguientes es el adelanto en el comienzo del pico secretorio de melatonina; la misma intensidad lumínica aplicada en la última parte de la fase de oscuridad atrasa el pico secretorio.
- El estrés.

La melatonina extrapineal se produce prácticamente en todos los órganos y tejidos de nuestro organismo. Se diferencia de la pineal en que se produce en mucha más cantidad, unas 1000-2000 veces más, y en que no sale a la circulación sanguínea. Los estudios han demostrado que altas concentraciones de melatonina extrapineal tienen propiedades antioxidantes importantísimas; por eso se concentra en el interior de las células en cantidades muy altas, para contrarrestar la producción de radicales libres por los procesos metabólicos diarios. Hay células que generan más estrés oxidativo, como las del sistema musculoesquelético, el músculo cardíaco o el hígado. La melatonina es el principal antioxidante porque elimina radicales libres y porque, además, favorece que el organismo responda de forma endógena con su defensa antioxidante.[22]

Los dos componentes de la melatonina, antioxidante y antiinflamatorio, tienen una aplicación clínica inmediata para patologías que cursen con procesos de estrés oxidativo y respuesta inmunitaria exagerada, como la sepsis, primera causa de muerte en UCI en el mundo.[23]

La melatonina se acumula durante la noche, y el comienzo de su producción al atardecer es la señal que le indica a nuestro cerebro que es momento de empezar a pensar en dormir, pero no es la única señal que recibe nuestro cerebro. La adenosina es un producto celular que se acumula con la actividad metabólica. Es decir, a medida que pasan las horas del día, se va acumulando en nuestro organismo y es la que indica nuestra «deuda de sueño»; cuanta más adenosina haya acumulada, mayor es la señal que recibe nuestro cerebro de que estamos cansados y necesitamos dormir y descansar. La cafeína, la teína y demás sustancias excitantes que consumimos para mantenernos alerta y despiertos actúan precisamente sobre los receptores de adenosina; por mucha que tengamos acumulada, estas sustancias impiden que el cerebro reciba la señal de «cansancio», lo que nos permite «engañar» al cuerpo y seguir con nuestra actividad. Lo malo es que, al seguir acumulando actividad, cada vez estamos más cansados y cada vez necesitamos más estimulantes durante el día, y probablemente necesitemos sustancias hipnóticas y relajantes por la noche para poder conciliar el sueño, un círculo vicioso peligroso.

Sistema inmune

El sueño y el sistema inmune mantienen una relación bidireccional. El sistema inmune aprovecha cuando dormimos para reparar las células dañadas y luchar contra virus e infecciones. La activación del sistema inmune altera el sueño, y a su vez el sueño afecta a la respuesta innata y a la respuesta adaptativa del sistema de defensa de nuestro cuerpo. La respuesta innata o inespecífica representa la primera línea de batalla y se desarrolla y actúa de forma indiscriminada e inmediata frente a cualquier agente extraño que haya conseguido traspasar las barreras de protección naturales de nuestro cuerpo. La respuesta innata defiende al organismo de los patógenos externos y frente a toda célula propia que se haya transformado en cancerosa.

Por su parte, la respuesta inmune adaptativa o adquirida es específica y tiene memoria inmunológica medida por linfocitos, citoquinas y anticuerpos. La inmunidad adquirida o adaptativa posee un sistema de autorregulación diseñado para evitar que la respuesta de activación frente a los antígenos se extienda en el tiempo y el espacio. La estimulación del sistema inmune ante la presencia de un patógeno dispara una respuesta inflamatoria que puede provocar un aumento de la duración y de la intensidad del sueño, pero que también puede provocar una disrupción de este. Cuando el cuerpo tiene que hacer frente a una infección, aumenta la necesidad de dormir y estar en cama, puesto que el sistema inmune necesita de toda la energía posible para hacer frente al agente infeccioso. Por eso, cuando tienes la gripe, por ejemplo, el cuerpo solo te pide caldo caliente y cama. Cuando no hay infección, el sueño es el encargado de mantener el estado homeostático del cuerpo regulando las sustancias proinflamatorias como las citoquinas.

Los periodos prolongados de falta de sueño o la restricción del sueño durante varios días suponen una situación de estrés crónico que aumenta la producción de citoquinas inflamatorias y provoca inmunosupresión, lo que puede causar a su vez un estado prolongado y crónico de inflamación de bajo grado, asociado a enfermedades con un fuerte componente inflamatorio como la obesidad, la diabetes, la arterioesclerosis y las de tipo neurodegenerativo.[24]

Sistema nervioso

El sistema nervioso es uno de los más complejos de nuestro organismo; consta de más de cien mil millones de neuronas, entre las que hay más de cien billones (millones de millones) de interconexiones, e interviene en la práctica totalidad de los mecanismos de regulación de nuestro organismo.[25] El sistema nervioso es el encargado de comunicar nuestro reloj circadiano situado en los NSQ del hipotálamo con el resto de órganos a través del sistema nervioso autónomo o vegetativo (SNA). Del SNA dependen las respuestas autónomas de nuestro organismo, las que tienen lugar sí o sí, puesto que son esenciales para nuestra supervivencia, como las relacionadas con la respiración y la función cardíaca, las relacionadas con nuestra regulación térmica, como la sudoración, etc.

La activación o inhibición de estas funciones la realizan las dos partes que componen el SNA: el sistema nervioso simpático y el sistema nervioso parasimpático. El simpático es el responsable de esa respuesta de *fight-or-flight* que te comentaba antes a propósito de las situaciones de estrés, es decir, es el encargado de activar la alerta en nuestro organismo mediante la secreción de adrenalina. Por su parte, el parasimpático es el responsable de las funciones de relajación que favorecen el sueño; lo que los sajones denominan *rest and digest* («descansa y digiere»). Ambos se alternan según sea de día o de noche para mantenernos alerta o para descansar, siguiendo indicadores endógenos y también externos. Por eso es tan importante mantener una regularidad en cuanto a nuestro descanso, nuestros niveles de actividad, en nuestros horarios de comida, en nuestro tiempo de ocio, etc.

No dormir lo suficiente provoca que tengamos más emociones desagradables y negativas como ira, frustración, irritabilidad y tristeza. No dormir afecta a nuestro estado de ánimo porque el sueño profundo es como una terapia que equilibra el cerebro y, por extensión, nuestras emociones. En un estudio de la Universidad de California se analizó el efecto de una sola noche de privación de sueño en un grupo de adultos sanos, y los resultados fueron esclarecedores: los investigadores vieron mayor actividad en la amígdala, la parte del cerebro donde se generan emociones como la ansiedad o el miedo, y los participantes reconocieron sentirse más ansiosos al día siguiente.[26] Estos mismos investigadores también vieron en el estudio que la privación de sueño nos hace sentirnos más solos y tendemos a evitar el contacto con los demás.

Para qué sirve dormir y qué pasa si no dormimos

Aunque sabemos que todas las funciones del cerebro y del organismo están determinadas en mayor o menor medida por la alternancia de la vigilia y el sueño, lo cierto es que aún no sabemos por qué y para qué dormimos. Las hipótesis demostradas hasta la fecha son las relacionadas con las funciones biológicas del sueño que te comentaba al comienzo del apartado anterior: recuperación y restauración, conservación energética, y plasticidad, memoria y aprendizaje.

La disfunción del sistema circadiano o cronodisrupción se define como una alteración del orden temporal interno entre diferentes ritmos biológicos y/o de la sincronización entre el tiempo interno y el ciclo ambiental natural.[27] Cada vez hay más estudios epidemiológicos que ponen de manifiesto la relación entre la cronodisrupción y el aumento de la incidencia y aceleración en la progresión de numerosas patologías de todo tipo: deterioro cognitivo, enfermedad cardiovascular, algunas clases de cáncer, envejecimiento acelerado, trastornos metabólicos como la diabetes, alteraciones de sueño, depresión, inmunodepresión e infertilidad.

Desde el punto de vista cognitivo, no dormir lo que nuestro cuerpo necesita puede dar lugar a una reducción en la eficiencia de procesos mentales como el tiempo de reacción, la capacidad de respuesta atencional y la velocidad de cálculo, un aumento del tiempo necesario para la toma de decisiones, un deterioro significativo de la memoria y un aumento de la irritabilidad. Y no olvides lo que hemos visto antes sobre la relación entre la privación de sueño y las posibilidades de desarrollar la enfermedad de Alzheimer.

La cronodisrupción es una característica que aparece con frecuencia en la mayoría de los pacientes con trastornos mentales y, a su vez, los trastornos psiquiátricos tienden a ser comunes en pacientes con alteraciones del sueño. En enfermedades como la depresión, la ansiedad y la esquizofrenia, se pueden apreciar alteraciones de los patrones del sueño.[28] En sentido inverso, parece existir una asociación entre enfermedad mental y el deterioro de la calidad del sueño, siendo la latencia del sueño y el uso de medicación hipnótica los componentes principales de esta alteración.[29] Las alteraciones del sueño tienen también consecuencias muy serias sobre el estado de ánimo. Todos hemos experimentado en carne propia la irritabilidad, los cambios bruscos de humor y las pocas ganas en general con las que se suceden los días tras una mala noche de sueño, esos días en los que no te aguantas ni tú.

Actualmente, existen estudios que sugieren que la cronodisrupción puede contribuir a las manifestaciones del síndrome metabólico y complicaciones que aparecen con la obesidad, como dislipidemia, intolerancia a la glucosa, disfunción endotelial, hipertensión, diabetes tipo 2 y enfermedad cardiovascular, entre otras. Ya hemos hablado del control circadiano de hormonas involucradas en el metabolismo (insulina, glucagón, hormona del crecimiento y cortisol) y la obesidad (leptina y ghrelina). Una de las ramas de la cronobiología que más se está desarrollando en la actualidad es la de la crononutrición. Ya no solo importa qué comemos, sino cuándo lo comemos. Cenar tarde, por ejemplo, no afecta solo a nuestro metabolismo, sino que también afecta a nuestro sueño, ya que el proceso digestivo interfiere en el proceso de quedarnos dormidos y mantenernos dormidos. Para dormirnos, nuestro cuerpo necesita bajar su temperatura un par de grados; sin embargo, cuando comemos, la temperatura corporal sube por el efecto de la sangre que circula por nuestro intestino para ayudar a digerir y absorber los nutrientes. Así que, para asegurarnos una buena noche de sueño, deberíamos cenar al menos dos horas antes de acostarnos.

El doctor Satchin Panda, profesor del Instituto Salk y uno de los mayores expertos en biología circadiana del mundo, lleva tiempo estudiando el efecto que tiene sobre el descanso la restricción calórica a unas horas concretas del día. A través de su aplicación myCircadianClock, han observado que muchas personas que comen en ventanas de entre doce y catorce horas duermen mejor (es decir, que ayunan entre diez y doce horas cada día, durante la noche). Además, a través de los datos recabados en la aplicación, han comprobado que las personas que comen en ventanas de entre ocho y nueve horas son las que consiguen mejores resultados a la hora de perder peso, ya que la mayor quema de grasa en nuestro organismo se produce entre seis y ocho horas después de la última ingesta, y aumenta de forma exponencial después de doce horas de ayuno completo.[30] Y, es más, según sus estudios, lo más sano es «des-ayunar» lo más pronto posible, ya que la respuesta de la insulina es mejor en la primera mitad del día; y también porque, si tenemos en cuenta esa ventana de ingestas de entre ocho y nueve horas, cuanto antes sea la primera ingesta, antes será la última, y más tiempo transcurrirá entre la cena y la hora de acostarse.[31]

3.
Enemigos del descanso: ruido y luz artificial

«El siglo xx es la era del ruido. El ruido real, el ruido mental, el ruido del deseo: para cada uno de ellos hemos alcanzado récords históricos. Y esto no resulta sorprendente, puesto que todas las proezas de la tecnología moderna contribuyen a luchar contra el silencio».

ALDOUS HUXLEY, *Un mundo feliz*

Empecé a escribir este libro en un piso en pleno centro de Madrid. En mi barrio, en Chamberí, donde he vivido toda mi vida. Soy así de específica para que entiendas que estoy más que acostumbrada al ruido de una ciudad como Madrid. Ruido, a todas horas, por todas partes. El problema llegó no por el ruido de fuera, sino por el de dentro. El que procedía del piso de al lado, un piso de alquiler para estudiantes que tres de los cuatro años que hemos estado en nuestra casa nos han hecho la vida imposible.

Además de las fiestas y los botellones varios cualquier día de la semana, el descansillo que compartíamos tenía más tráfico que el metro en hora punta. Cinco inquilinos entrando y saliendo sin parar, con sus correspondientes grupos de amigos entrando y saliendo sin parar y, por supuesto, sin tener en cuenta que cerrar dando portazos, quizá, podía molestar a los vecinos. «Supongo que es lo normal, son jóvenes», me decía a mí misma. Pero, claro, pienso en cuando yo tenía su edad, que tampoco paraba por casa, y no hablaba a gritos ni cerraba dando portazos. No es cuestión de ser joven, es cuestión de estar bien o mal educado.

Pero la fiesta no estaba solo en el piso de al lado. Una vez terminado el confinamiento y con la entrada en vigor de las nuevas medidas de aforo en la hostelería, de la noche a la mañana el barrio (digo el barrio por no decir todo Madrid) se convirtió en una terraza gigante. Las aceras fueron invadidas por dos y tres filas de mesas, las zonas de estacionamiento regulado amanecieron con auténticas construcciones con pérgolas, estufas y demás mobiliario para atender a cuanta más clientela mejor, y los vecinos de los primeros pisos de las calles más concurridas de Madrid dejaron, de un día para otro, de poder abrir sus ventanas. Entiendo perfectamente que la medida pretendía ayudar a un sector sumamente tocado por la pandemia, pero ¿es legítimo hacerlo a costa del descanso de los vecinos? ¿Es legítimo anteponer el derecho de un bar a poner más mesas al derecho de un ciudadano a poder tener sus ventanas abiertas?

Dejamos el centro de la urbe en busca de la calma y la tranquilidad de un pueblo al sur de Madrid. Todo pintaba superidílico: adosado, con vistas al campo y nada delante, jardín enorme… Hasta que, de nuevo, descubrimos a nuestros vecinos. En este caso no eran universitarios, no, eran un matrimonio aparentemente normal, con dos niños. «Supongo que es lo normal, son niños», me decía. Yo no soy madre, pero sí soy tía y tengo muchos amigos con niños de todas las edades y, la verdad, que los niños se comuniquen a voces entre sí y con sus padres no es lo habitual, al menos en mi círculo social.

Si no te has visto en ninguna de estas situaciones, me alegro por ti. Pero seguro que alguna vez has salido de una tienda porque tenían la música a un volumen que no te dejaba escuchar ni tus propios pensamientos, y seguro que más de una vez te ha tocado en la mesa de al lado el típico o la típica que habla no para su acompañante, sino para todo el restaurante. Quizá pienses que soy una histérica del silencio, lo mismo sí. Lo mismo es que, como no tengo hijos, tengo el umbral de aguante muy bajo, puede ser. Pero, entre el derecho de los universitarios a «divertirse» y el de los niños a «jugar», ¿queda algún hueco para mi derecho a decidir qué hago y cuándo lo hago en mi casa sin que los ruidos ajenos me impidan leer en silencio, ver la televisión a un volumen normal, trabajar, estudiar o charlar con mi pareja?

Dormir es una parte esencial de un estilo de vida saludable, y como tal es un derecho. El artículo 8.1 del Convenio Europeo de Derechos Humanos establece el «derecho al respeto a la vida privada y familiar. Toda persona tiene derecho al respeto de su vida privada y familiar, de su domicilio y de su correspondencia».[32] En cuanto la vida privada y familiar de cualquier persona dentro de su domicilio se ve alterada por terceros, ¿no estamos ante la vulneración clara de un derecho?

Llámame loca…

Habrás notado que antes he escrito «divertirse» y «jugar» entre comillas. Y es que ninguno de los dos verbos implica gritar y, sin embargo, parece que, en esta sociedad del individualismo, del «tengo derecho a» y de la libertad mal entendida, hay que hacerse oír, nunca mejor dicho. Y si quieres disfrutar del silencio, te aguantas, ese derecho no está contemplado. Y ojo con quejarte, porque entonces eres una persona rígida, poco comprensiva, que parece que nunca ha sido joven; y, por supuesto, «no lo puedes entender» porque no eres madre. A tenor de las medidas adoptadas en los últimos años por organismos internacionales, parece que muy loca no estoy.

No hagas ruido

Ya en 1999, la Organización Mundial de la Salud hizo alusión a la evidencia científica existente acerca del impacto nocivo del ruido sobre la salud y formuló recomendaciones sobre valores de referencia para proteger la salud pública en sus *Directrices para el ruido comunitario*. La Unión Europea promulgó una directiva sobre la gestión del ruido ambiental en 2002 y, en consecuencia, la mayoría de los Estados miembros de la UE han elaborado mapas estratégicos de ruido y planes de acción sobre el ruido ambiental. El Centro Europeo para el Medio Ambiente y la Salud de la OMS, con el apoyo financiero de la Comisión Europea, desarrolló directrices sobre ruido nocturno para Europa y brindó su experiencia y su asesoramiento científico a los responsables políticos para la futura legislación en el área del control y la vigilancia del ruido nocturno.

En la Quinta Conferencia Ministerial sobre Medio Ambiente y Salud, celebrada en Parma en marzo de 2010, los Estados miembros instaron a la OMS a desarrollar directrices adecuadas en el ámbito de las políticas ambientales sobre ruido. El fruto de este encuentro fue una publicación[33] desarrollada por la OMS con el apoyo del Centro Común de Investigación de la Comisión Europea, con evidencia científica sobre el impacto del ruido ambiental en la salud.

Según el informe *Ruido y salud en Madrid* del Observatorio de Salud y Medioambiente elaborado por DKV en 2015, un 93 % de los madrileños considera y siente que su ciudad es muy ruidosa, y es consciente de que sus actividades cotidianas son la fuente principal de dicho ruido. En los últimos años, desde las instituciones se han tomado medidas como las incluidas en el Plan de Acción de Contaminación Acústica de Madrid: soterramiento parcial de la M-30, peatonalización de calles y plazas, pavimentos fonoabsorbentes, controles de velocidad, regulación del estacionamiento, campañas de fomento del transporte público y la bicicleta, sensibilización ciudadana, etc. La principal fuente de ruido en la ciudad de Madrid es —como en tantas otras ciudades, imagino— el tráfico rodado durante el día, que se calcula que supone el 80 % del ruido ambiental de forma general.[34] Pero los madrileños también nos vemos sometidos a ruidos constantes procedentes de las obras, los aviones, los ferrocarriles, el ocio nocturno…, que no respetan ni horas ni días de descanso. ¿Qué sucede con el ruido que generamos las propias personas? ¿Por qué no lo consideramos también contaminación acústica?

Estudios realizados por la Red de Control de la Contaminación Acústica señalan el importante porcentaje (casi un 40 %) de centros educativos expuestos a ruido excesivo en Madrid, con lo que conlleva de interferencia en los procesos de enseñanza-aprendizaje y el desarrollo cognitivo.[35] Madrid es la ciudad de España que más habitantes perciben como ruidosa (un 92,9 %), seguida de Barcelona (87,4 %) y Sevilla (83,3 %), frente al 72,3 % de la media nacional.[36] De ese 92,9 % de madrileños, un 21,1 % manifiesta que el ruido al que están expuestos afecta mucho a su estado de ánimo.[37]

El coste en salud del ruido ambiental para los países de la Unión Europea se sitúa entre 1 y 1,6 millones de AVAD (Años de Vida Ajustados por Discapacidad), según la OMS,[38] es decir, los años potenciales de vida perdidos por muerte prematura y los años equivalentes de vida saludable no disfrutados por tener una disfunción o un estado de salud deteriorado en diferentes ámbitos: ansiedad, estrés, desamparo, insomnio y trastornos del sueño, trastornos cardiovasculares (cardiopatía isquémica, hipertensión, ictus), alteraciones en el rendimiento cognitivo laboral y escolar, e interferencias en la comunicación oral entre las personas, entre otras afecciones. El ruido, más allá de ser una molestia, enferma, resta calidad de vida y mata. Quizá si más gente supiera que el ruido es uno de los estresores ambientales que más alteran nuestro sistema nervioso, cuidaríamos más el silencio. Porque el ruido tiene efectos NO auditivos muy nocivos sobre nuestra salud. Un ejemplo: al alterar nuestro sistema nervioso, provoca un aumento del cortisol circulante en sangre, lo que a su vez puede alterar nuestros ritmos circadianos, incluido el de sueño-vigilia. Otro ejemplo: durante el sueño, nuestro sistema auditivo permanece completamente activo y funcional, y todos los sonidos que percibimos son procesados y evaluados. Nuestro organismo tiene un mecanismo protector de nuestro sueño frente a los ruidos, por eso adaptarse a un nuevo ruido o a un nuevo entorno es un proceso bastante rápido. Sin embargo, aunque no nos despertemos, las reacciones fisiológicas no se adaptan, y ante la presencia de ruido hay un aumento del ritmo cardíaco y de los movimientos inconscientes, y la estimulación acústica no solo actúa como estresor al activar el sistema nervioso autónomo, sino que también puede alterar el sistema endocrino.

La exposición crónica al ruido tiene importantes y negativas consecuencias sobre nuestra salud. Para que te hagas una idea, el ruido permanente provoca dificultad para conciliar el sueño o sueño no reparador para niveles sonoros de entre 45 y 55 dB (el nivel sonoro de una oficina media es de 53 dB), y despertares frecuentes durante la noche con niveles sonoros superiores a 53 dB.

¿Qué puedes empezar a hacer tú, desde ya, para mejorar la calidad sonora de tu entorno?

1. Ser empático: todo empieza con esta premisa; no vayas por la vida como si fueras el único humano sobre la Tierra con derecho a todo. Presta atención al ruido que haces y piensa si ese ruido puede estar interfiriendo en el derecho de los demás a descansar y estar en silencio.
2. Cuida tu oído: muchas personas que hablan a voces o que escuchan la televisión o la música a todo volumen lo hacen porque se están quedando sordas precisamente por abusar de auriculares y del volumen. De nuevo, piensa en el que está al lado.
3. No decidas tú el horario de los demás: si a las 22:00 quieres fiesta, vete a un espacio insonorizado y preparado para la fiesta. Puede que a esa hora tu vecino quiera leer, dormir o simplemente disfrutar del silencio.
4. El ruido no solo molesta por la noche: si estás en casa, sea la hora que sea, ten cuidado con usar calzado que haga ruido al caminar, dar portazos, dar golpes o arrastrar muebles (las tapas de fieltro para las patas de los muebles son una bendición, y muy barata), hacer bricolaje y taladrar las paredes a cualquier hora, aprender a tocar un instrumento (por muy bonito que sea). Los ruidos por contacto son los más molestos. Se me había olvidado contarte que en la primera casa donde viví tras

dejar la casa de mis padres, un apartamento precioso en la calle Princesa, tenía debajo a un profesor de canto. Por muy bonita que sea la ópera, estar escuchando el piano y la voz de sus alumnos sopranos y tenores desde las 10:00 hasta las 18:00 era una tortura. De estas cosas te das cuenta cuando trabajas desde casa, ahora muchos neoteletrabajadores me estaréis dando la razón mentalmente...

5. Los gritos por la calle también molestan.

El silencio, todo un lujo y todo un placer

El tiempo de silencio interior no tiene precio. Dedicarse momentos de silencio es tan efectivo para cuidar nuestra salud como una alimentación saludable, una buena noche de sueño o hacer ejercicio de forma regular.

El interés por la actividad del cerebro en reposo, aunque resulte paradójico el hecho de que el cerebro esté activo aun en reposo, es algo bastante reciente, pero afortunadamente se ha convertido en uno de los temas de estudio de la neurociencia que más resultados sorprendentes está dando. Y es que ya no hay discusión en el hecho de que ese reposo, esa tranquilidad, es necesario para reparar el cerebro. No hay que actuar, ni hacer, sino dejarlo reposar. Y es importante tener claro que el cerebro necesita silencio, todos los tipos de silencio:

- Silenció acústico: ya hemos visto que el ruido es uno de los males de nuestra sociedad moderna, no voy a seguir metiendo el dedo en la llaga...
- Silencio atencional: nuestra cabeza está en constante zapeo de una actividad a otra, de un estímulo a otro, de una notificación a otra. Apaga todo y deja descansar la atención.
- Silencio corporal: para quieto. Poco más que añadir.
- Silencio psicoemocional: la obsesión por la productividad que caracteriza nuestra era nos ha llevado a pensar en nosotros mismos como en máquinas eficientes, bien porque producimos y rendimos, bien porque, cuando no estamos produciendo, estamos analizando lo que hemos hecho o lo que vamos a hacer. Desconecta de ti.

Fue a principios del siglo XX cuando el neurobiólogo Hans Berger constató por primera vez la existencia de una intensa actividad cerebral incluso cuando el cuerpo se encuentra en reposo. Es más, fíjate si tiene actividad que un cerebro en reposo consume casi tanta energía como cuando efectuamos una tarea cognitiva o centramos nuestra atención en algo. Como afirma el investigador en neurociencia Michel Le Van Quyen en su maravilloso libro *Cerebro y silencio,*[39] «en una sociedad basada en el rendimiento y la competencia, procurarse tiempo para uno mismo, permitirse soñar, hacer abstracción del entorno ruidoso para encontrar el silencio...; todo esto se ha vuelto difícil. Ya no hay ni un minuto para estar contigo mismo. Existe, no obstante, otra razón: detenerse está muy mal visto socialmente». «Aprender a callar para recuperar el contacto contigo mismo, con tus sensaciones, pero también con el otro y con tu entorno. Callar para saborear lo que existe, para limitarte a estar ahí y escuchar.»

El lado oscuro de la luz

«Luz y oscuridad son dos caras de la misma moneda.» Es lo que me dijo Juan Antonio Madrid cuando lo entrevisté para el pódcast,[40] y es que no existen una sin la otra. La luz natural es el gran sincronizador de nuestro reloj biológico, pero es que, además, tiene efecto ansiolítico y antidepresivo porque favorece la síntesis de serotonina. Por su parte, la oscuridad también es fundamental para producir la hormona de la noche, la melatonina; como afirmaba el profesor Madrid: «Solo hace ciento cuarenta años que se inventó la luz artificial y comenzamos a iluminar la noche, y se nos ha ido la cabeza iluminando. Es el precio oculto de la factura de la luz».

En nuestra retina tenemos tres tipos de células que detectan el color (rojo, verde, azul), otro tipo que detecta el blanco y el negro, y un quinto tipo que se descubrió no hace muchos años y que detecta la luz azul, esa que impacta directamente sobre el reloj biológico y le dice si es de día o de noche. En el capítulo 2 de este libro te he hablado del mecanismo fisiológico por el cual la información exterior, tanto visual como lumínica, llega hasta nuestro cerebro. En este sentido el órgano de entrada es nuestra retina, en la que los fotorreceptores de bastón y cono perciben la «información visual». Pero también he he contado que estos no son las únicas células fotosensibles, ya que, además, en nuestra retina existen otras células fotorreceptoras, en concreto un fotopigmento similar a la opsina, la melanopsina. Las células ganglionares retinianas intrínsecamente fotosensibles (ipRGC por sus siglas en inglés), que es como se las conoce, no actúan en la formación de imágenes, pero sí son capaces de percibir la cantidad de luz ambiental y, por tanto, sincronizar el reloj circadiano.

La luz azul de onda corta que emiten las pantallas que nos rodean las veinticuatro horas del día daña la duración y, más aún, la calidad de nuestro sueño. Esta es la conclusión de un estudio realizado por la Universidad de Haifa y la Assuta Sleep Clinic. «La luz emitida por la mayoría de las pantallas (computadoras, teléfonos inteligentes y tabletas) es la luz azul que daña los ciclos del cuerpo y nuestro sueño», explica el profesor Abraham Haim, jefe del Centro Israelí de Investigación Interdisciplinaria en Cronobiología de la Universidad de Haifa.[41] El estudio del profesor Haim demostró que, en promedio, la exposición a la luz azul reducía la duración del sueño de los participantes en aproximadamente dieciséis minutos.

Durante el día estamos expuestos (o deberíamos estarlo) a la luz azul procedente del sol; de esta forma se estimula la parte del cerebro que nos hace estar alerta, con lo que se elevan nuestra temperatura corporal y nuestra frecuencia cardíaca.[42] De hecho, la exposición a luz azul bajo supervisión médica es un tratamiento habitual para pacientes que presentan ritmos circadianos desincronizados. El principal efecto de la luz azul en nuestro organismo es la supresión de la producción de melatonina, que es la hormona que le dice al cerebro que es hora de dormir, ¿recuerdas? Exponerse a la luz azul de la televisión y de los dispositivos inteligentes en las horas previas a irnos a dormir es totalmente contraproducente, puesto que le estamos mandando el mensaje equivocado al cerebro: actívate, que es hora de trabajar.

El problema, por tanto, no es la luz azul en sí, sino las horas a las que nos exponemos a ella. De nuevo, sigue los ritmos de la naturaleza.

4.
Método de las 7D del descanso

«El ser-ahí que cuenta, calcula y mide el tiempo, que vive con el reloj en la mano, ese ser-ahí proclama: "No tengo tiempo"».

MARTIN HEIDEGGER

Es posible que esta era sea recordada por esa frase: «No tengo tiempo». No deja de ser paradójico que la época de mayores avances tecnológicos y digitales, en la que tenemos más herramientas para medir y optimizar, en la que culturalmente se nos invita a disfrutar y vivir el presente porque no sabemos si vamos a estar aquí mañana (el *carpe diem* sobre el que tanto han hablado, pensado y escrito los clásicos, nada nuevo), justamente sea la época en la que no estamos siendo capaces de gestionar eso que tan bien hemos sabido medir: nuestro tiempo. ¿El motivo? Evidentemente no hay solo uno, pero sí que hay uno que subyace debajo de todos los demás, porque es el criterio con el que vivimos, amamos, comemos, trabajamos, entrenamos…: la dictadura de la prisa. Todo hay que hacerlo rápido, porque hay que hacerlo todo. Para que nuestra agenda esté lo más repleta posible y podamos presumir así ante los demás de la de cosas que tenemos que hacer, creyendo que el estar ocupados nos hace mejores o más interesantes.

Y entonces entramos en barrena directamente con esa falsa creencia de que podemos hacer varias cosas a la vez, en especial las mujeres. Después hablamos de la multitarea, que aún no hemos terminado con la prisa. Quizá porque aún no somos mayoría los que nos hemos dado cuenta de que los prefijos *ultra-*, *hiper-*, *super-* aplicados a nosotros mismos no funcionan. Porque, por mucho que nos exprimamos, no podemos llegar a ser ultrarrápidos e hiperproductivos y sentirnos superrealizados. No podemos llegar a todo ni serlo todo. Como dice el filósofo Byung-Chul Han en su ensayo *La sociedad del cansancio,*[43] somos la sociedad del rendimiento, una sociedad compuesta por *animal laborans* que se explotan a sí mismos, una autoexplotación que es mucho más eficaz que la explotación, pues sucede desde un falso sentimiento de libertad. Una sociedad con exceso de positivismo, como afirma Han, en la que el verbo *poder* se ha apoderado de nuestra voluntad. Hoy está mal visto decir «no puedo», porque es sinónimo de rendirse. Y está mal visto «no intentarlo», porque no intentarlo es en sí mismo un fracaso.

Y ahí es precisamente donde comienza mi método.

La primera D: decisión. Decidir es elegir y elegir es renunciar

Sí tienes tiempo. Tienes el mismo que yo y que todos los demás. Lo que pasa es que resulta más fácil decir que no lo tienes antes que admitir que no sabes gestionarlo de tal forma que le dediques tiempo a lo que para ti es una prioridad en lugar de perderlo en lo que no te aporta nada. Lo siento si te acabo de decepcionar, lo mismo esperabas una ristra de herramientas y aplicaciones que te pudieras descargar en tu móvil con el esfuerzo de un clic y que te solucionaran el problema. Pues ya lo siento, pero no vas a encontrar nada de eso.

Tú y solo tú puedes establecer la lista de prioridades en tu vida. Y, ojo, que no hay prioridades mejores ni peores. Si para ti es una prioridad no perderte nada de lo que sucede en un programa de televisión o de lo que sucede en redes sociales, no seré yo quien lo juzgue. Pero si al final del día estás más que actualizado con lo que ha pasado en el *reality show* de turno, pero por dentro te lamentas por no haber salido a correr con lo bien que te sientes después... O, al contrario, si llegas a casa después de haber estado todo el día de la ceca a la meca entre reuniones, gimnasio y una caña con los amigos, y lo único que te apetecería es haber podido hacer los deberes con tus hijos... Ahí lo tienes. Ahí tienes tu prioridad, tu anhelo, lo que realmente deseas. Pero te has dejado llevar por ladrones de tiempo que no te aportan nada.

El primer paso es reconocer la situación. Coge lápiz y papel, y haz una lista de tus prioridades. Te voy a poner como ejemplo la mía, ¿vale?:

- hacer deporte todos los días, o al menos moverme y no estar todo el día sentada;
- acostarme alrededor de las 22:00 todos los días;
- al menos una comida al día compartirla con mi pareja;
- pasear con mi perra;
- no olvidarme de hacer planes con personas que me aportan;
- ir a ver a mis padres todo lo posible;
- poder vivir de mi proyecto laboral.

Estas son algunas, las no negociables, como digo yo, aunque evidentemente tengo más prioridades e inquietudes. Pero estas son las que priorizo por delante de todo lo demás. Ahora coge otro folio y registra cómo es un día en tu vida o, mejor, si es posible, registra una semana incluyendo el fin de semana. Te dejo un esquema de un día tipo en mi vida:

- 7:30 – Entrenamiento
- 10:00-13:00 – Trabajo
- 13:00-14:00 – Comida
- 14:00-18:00 – Trabajo
- 18:00 – Paseo con Galleta, visita a mis padres, clase de yoga, peli…
- 20:00 – Cena con mi pareja
- 22:00 – Me acuesto

Todos mis días ya siguen este patrón de horario, lo que cambia ligeramente es lo que hago los fines de semana, porque básicamente aprovechamos para salir a comer con amigos, ir de paseo al centro, ver alguna serie en casa, leer, hacer la compra, etc.

Verás que lo que hago y lo que para mí es una prioridad está bastante alineado. Pero esto no ha sido así siempre. Por ejemplo, el consultar y actualizar mis redes sociales ahora ocupa una franja horaria determinada en esos bloques de trabajo de lunes a viernes, igual que documentarme para mis entrevistas del programa de pódcast. Pero hace no mucho tiempo me pasaba las mañanas de sábados y domingos trabajando en el pódcast, perdiéndome los paseos por el campo con mi pareja y mi perra, y me ponía a pensar algo que subir deprisa y corriendo a Instagram a cualquier hora, me valían tanto las 6:00 (en lugar de irme a entrenar) como las 22:00, en lugar de estar preparándome para dormir.

Como te decía al principio, elegir tus prioridades implica renunciar a aquello que no lo es. Yo sé perfectamente a lo que renuncio, y estoy dispuesta a asumirlo porque lo que elijo priorizar es lo que me hace bien. Renuncio a quedarme en la cama remoloneando y me voy a entrenar a mi clase de las 7:30 pase lo que pase; renuncio a las cenas y las copas con amigos porque, si me acuesto más tarde de las 22:00, al día siguiente no soy persona, y lo que hago es quedar a desayunar o a comer; renuncio a estar conectada a las redes 24/7 aunque me pierda cosas; prefiero perderme una foto a perder una hora de sueño...

Como ves, se puede aprender a priorizar, pero esto implica necesariamente elegir y renunciar. Como explica Stephen R. Covey en el libro *Primero, lo primero,*[44] tenemos que clasificar las cosas que debemos hacer en cosas urgentes y cosas importantes; y después, en función de esta clasificación, gestionar nuestro tiempo.

Tanto las cosas urgentes como las importantes son parte de nuestra vida, son inevitables; no se trata de eliminar unas u otras, sino de equilibrar la balanza para que dediquemos la mayor parte de nuestro tiempo a lo importante y solo el necesario a lo urgente. Como explica Covey, la adicción a lo urgente tiene una explicación fisiológica: nuestra adicción a la adrenalina, esa sustancia que segregamos al recibir la gratificación inmediata de hacer algo YA. Para que sea más sencillo aprender a distinguir entre lo urgente y lo importante, voy a recurrir al cuadro de administración del tiempo que propone el *Covey Leadership Center*:

	URGENTE	NO URGENTE
IMPORTANTE	• Crisis • *Deadline* de entrega • Problema grave	• Planificación • Prevención • Creación de relaciones
NO IMPORTANTE	• Llamadas telefónicas • Interrupciones • Reuniones	• Trivialidades • Ciertas llamadas • Redes sociales • Monear

En el cuadrante I entrarían todas aquellas cosas que son urgentes e importantes, como una cita con el médico, la entrega de un proyecto o llevar el coche al taller porque te ha dejado tirado camino de la oficina. En el cuadrante II se englobarían aquellas actividades importantes pero no urgentes, las que podemos preparar y planificar con tiempo, como crear una presentación, agendar tus entrenamientos o clases de yoga, planificar las vacaciones, coger cita para las revisiones rutinarias con el médico, la revisión anual del coche, etc. En el cuadrante III estarían aquellas cosas urgentes que no son importantes, como que tu hijo quiera jugar a las 11:00 cuando tú tienes que trabajar, contestar correos y llamadas de teléfono perfectamente aplazables, o esos WhatsApp de grupos llenos de memes. Ruido y más ruido que distrae tu foco y tu atención. Finalmente, en el cuadrante IV se situaría todo aquello que no es ni urgente ni importante, es decir, eso que no te aporta nada, pero que te hace perder un tiempo precioso, los famosos ladrones de tiempo, como trastear en redes sociales sin ningún objetivo concreto solo porque te aburres, o levantarte cada dos por tres en la oficina a ver a quién pillas por el pasillo para cotillear. Lo que yo llamo monear.

Te propongo que hagas un descanso en la lectura y dediques unos minutos a colocar todas las tareas que hiciste ayer en el cuadrante que les corresponda; cuantas más tareas estén en el cuadrante II, mejor. Si puedes y quieres mejorar en este aspecto y crear unas rutinas que te permitan vivir a tu ritmo y no ir como un pollo sin cabeza, necesitas un plan. No hay rutina sin planificación de la ruta. Planificar es marcar los puntos clave de esa ruta. Sin planificación puede que te instales en lo urgente sin llegar a hacer lo importante y que, como consecuencia, te invada ese estado de ansiedad permanente que para muchos es ya familiar, en el que sentimos que la lista de quehaceres no termina nunca, que no nos da la vida y que no llegamos a nada.

Pero, recuerda, el plan no es para llenar hasta el último hueco en tu agenda con deberes y obligaciones, es para asegurarte de que lo que es para ti una prioridad tiene un hueco fijo en tu agenda. Cuanto antes asumas que no puedes tenerlo todo, antes verás claras tus prioridades y antes empezarás a organizar tu tiempo en función de lo que te importa, y no al servicio de lo que no te aporta. Antes te decía que no hay prioridades mejores o peores, pero sí que hay prioridades que te acercan a tu objetivo de descansar y prioridades que te alejan de él.

Hay una frase que el doctor Javier Albares, especialista en neurofisiología clínica y director de la Unidad del Sueño del Centro Médico Teknon de Barcelona, repite mucho: «La calidad de tus noches depende de la calidad de tus días». El secreto para disfrutar de un sueño reparador, refrescante, revitalizante, vigorizante, profundo y constante que te haga despertarte por la mañana con ganas de VIVIR no es otro que alinear lo que haces y cómo lo haces durante el día con ese objetivo de tener el mejor sueño y descanso posible durante la noche. Porque lo que te mueves, lo que comes, el ritmo al que vives, el tipo de relaciones que tienes durante el día, cómo gestionas las situaciones estresantes...; todo eso es lo que determina cómo va a llegar tu cuerpo a la cama.

La segunda D: disciplina. Hábitos y compromiso

Apunta Robin S. Sharma, uno de los pocos gurús de la optimización personal que dice cosas con sentido, o al menos en mi opinión, que «el compromiso a tiempo parcial arroja también resultados parciales».[45] Y aquí entramos en la segunda D. Una vez que hemos decidido y elegido cuáles son nuestras prioridades, es momento de comprometerse con ellas. Creo que estoy a punto de decepcionarte otra vez... Lo mismo esperas que esta sea la parte del libro en que me vengo arriba con la motivación y te doy una ristra de frases hechas *superinstagrameables*... Si algo tiene la motivación es que es una gran incomprendida. Pensamos que la motivación viene de fuera: del bolso que me quiero comprar que me motiva a currar más para ganar un buen bonus; de la foto de fulanita en bikini que me motiva a no pedir postre y a machacarme todos los días en el gimnasio; del chute de energía que me dan las charlas de tal *coach*... De lo que sea menos de nosotros mismos. Y la motivación es precisamente algo que solo puede nacer de ti. Esto es algo que me costó muchas sesiones con mi psicóloga Marta Redondo: entender que la motivación es algo que sale de dentro, y que se alimenta día a día a base de disciplina y de buenos hábitos.

Como afirma James Clear en su libro *Hábitos atómicos*,[46] la clave para adquirir nuevos hábitos y que estos se mantengan en el tiempo gracias al compromiso y a la disciplina es buscar pequeños cambios en lugar de transformaciones radicales de nuestra vida, porque son esos pequeños cambios que él denomina atómicos (del tamaño de un átomo) los que, sumados, van a generar una gran diferencia.

Un hábito es una rutina o conducta que se practica con regularidad y, a fuerza de repetición, se termina automatizando. Recuerda que el ser humano es un animal de costumbres, de ritmos y de rutinas. Recuerda lo que vimos al principio de este libro sobre los ritmos que gobiernan nuestros procesos fisiológicos. Estamos hechos para la rutina y los rituales. Por eso es tan importante la disciplina, porque al principio la resistencia de nuestro propio cuerpo será enorme. Una vez que se pase la emoción del principio, tendremos que tirar de disciplina para seguir repitiendo esa conducta hasta que la convirtamos en hábito. El ejemplo del gimnasio es muy gráfico: llega enero o la vuelta del verano y decides apuntarte al gimnasio para ponerte en forma de una vez por todas. Las primeras semanas estás a tope, pero poco a poco el madrugón cada vez te va costando más, las agujetas las toleras cada vez peor, y las excusas para no ir empiezan a ser demasiadas. Necesitas tirar de disciplina para superar la pereza y todas esas excusas que en tu cabeza tienen todo el sentido, pero que no son más que resistencias de tu mente para no «sufrir» más de lo necesario.

La semilla de cada hábito es esa primera decisión que lo acaba cambiando todo, por eso, como vimos en la primera D, es tan importante el proceso de toma de decisiones y ejecución. Piénsalo así: la calidad de nuestra vida depende de la calidad de nuestros hábitos (aprovechando la frase del doctor Albares); si sigues manteniendo los mismos hábitos que tienes ahora, tendrás los mismos resultados que tienes ahora, así que necesariamente, para que algo cambie, tienes que cambiar lo que estás haciendo ahora.

El mismo James Clear, en su teoría de hábitos atómicos, establece cuáles son las cuatro leyes fundamentales para la adquisición de nuevos hábitos:

La primera ley es hacerlo obvio, es decir, que sea evidente que hace falta implementar ese nuevo hábito. Muchas veces caemos en el error de marcarnos objetivos demasiado amplios, demasiado vagos y poco precisos: aprender inglés, correr una maratón, cuidar más mi descanso, cambiar de trabajo, bajar el colesterol... Todo eso son los resultados que queremos conseguir, pero no te puedes quedar en lo que quieres, sino en cómo lo vas a hacer.

En lugar de centrarte en el resultado, céntrate en los pasos que vas a dar cada día, pero en los pasos concretos, en tus hábitos. Un hábito no es «comer de forma más saludable» o «hacer más ejercicio», un hábito es hacer la lista de lo que necesito comprar para tener en casa y no coger ninguna tentación que no esté en mi lista; un hábito no es «dormir mejor», un hábito es apagar el móvil todos los días dos horas antes de acostarme; un hábito no es «ver cómo se mueve el mercado», un hábito es dedicar todos los días media hora a solicitar ofertas de empleo; un hábito es apuntarme a clases de conversación de inglés semanales; un hábito es dejar la ropa de entrenar preparada la noche anterior para que, cuando me levante a las 6:30, no tenga que pensar, solo vestirme y salir zumbando. ¿Más claro ahora? Marca pasos sencillos y empieza a andar.

La segunda ley es hacerlo atractivo: si algo no es irresistible, no vamos a repetirlo en el tiempo, nuestra mente es muy lista y busca el placer en todo lo que hacemos. Una herramienta superpotente para la adquisición de nuevos hábitos es la de la visualización. Está demostrado que, cuando una persona cree en un aspecto concreto de su identidad, es más proclive a actuar de acuerdo con esa creencia. Es decir, que si te visualizas como una persona atlética y deportista, es más probable que actúes como tal y mantengas el hábito de entrenar todos los días en lugar de verte como una extensión del sofá. «Los hábitos no consisten en conseguir algo. Los hábitos consisten en convertirte en alguien», afirma Clear, y yo no puedo estar más de acuerdo.

La tercera ley es hacerlo sencillo: el ser humano está programado para buscar siempre el mínimo esfuerzo en todo lo que hace, es una cuestión evolutiva, así que, cuanto más sencillo sea el hábito, más fácil será de implementar; de ahí lo de adquirir pequeños cambios del tamaño de átomos. Pasar de cero a cien es muy complicado, pero, si vas sumando un 1 % de mejora en diez aspectos distintos de tu vida, al final vas a obtener un 10 % de mejora en general en tu vida. Y aquí entra en juego algo que no depende 100 % de ti, pero que es muy importante: el ambiente, tanto tus circunstancias como tu círculo social. Evidentemente no puedes obligar a nadie, ni vas a divorciarte, pero procura que, en la medida de lo posible, tu ambiente acompañe tus hábitos. Haz planes con la pareja deportista del grupo de amigos para quedar a hacer deporte y no solo a tomar cañas. Involucra a tu pareja y familia más cercana en tus hábitos de alimentación saludable, así también los ayudarás a ellos. Si estás dejando de fumar, intenta bajarte a tomar el café de media mañana con compañeros que no fumen, que todos sabemos que no somos de piedra. Sí, la vieja táctica de evitar la tentación funciona.

La cuarta ley es hacerlo satisfactorio, es decir, necesitamos que la implementación de ese hábito sea satisfactoria en el corto plazo, porque, si tenemos que esperar muchos meses para ver algún resultado, va a ser muy difícil crear adherencia. ¿Te has preguntado por qué es tan fácil adoptar malos hábitos como fumar o comer ultraprocesados? Porque normalmente los malos hábitos tienen recompensas inmediatas positivas, pero recompensas muy negativas a largo plazo; por ejemplo, fumar tiene una recompensa inmediata, que es calmar la ansiedad o encajar en el grupo social, pero tiene también otras consecuencias nefastas para tu salud que no se ven de forma inmediata. Por eso es importante buscar las pequeñas satisfacciones que hay detrás de cada uno de nuestros hábitos. Para mí una de las mayores satisfacciones es volver de entrenar por la mañana y disfrutar de un café tranquila escuchando las noticias, y en verano saborearlo en el jardín con los primeros rayos de sol. El día que tengo menos ganas de entrenar, solo pienso en esa recompensa de después, merece la pena el esfuerzo.

La tercera D: dieta y deporte

Ya hemos visto en los primeros capítulos de este libro la importancia que tiene lo que comemos y cuándo lo comemos, y lo que nos movemos y cuándo lo hacemos para sincronizar nuestros ritmos biológicos, en especial los circadianos, que se suceden cada veinticuatro horas. De hecho, cada vez está ganando más peso la crononutrición como estrategia para el control de peso y para optimizar la asimilación de los nutrientes que nos proporcionan los alimentos.

No soy dietista-nutricionista, tampoco soy entrenadora, por lo que no te voy a decir qué tienes que comer ni cómo tienes que entrenar. Lo que sí voy a decirte es lo que me dijo el doctor Carlos Jaramillo, autor de *El milagro metabólico*, cuando lo entrevisté para mi programa de pódcast: «La comida es información para nuestro cuerpo».[47] Lo que comes y cuándo lo comes tiene un impacto enorme sobre tus ritmos, tu sueño y, por extensión, sobre tu longevidad. A partir de ahora, no solo pienses en la información que le das a tu cuerpo a través del alimento, porque tu cuerpo también «come» o se informa a partir del alcohol y la cafeína que bebes, de la nicotina que inhalas, de las medicinas que tomas de forma regular, etc. Lo que voy a hacer es hablarte desde el sentido común que dan los años y el hecho de haber probado TODAS las dietas y disciplinas *fitness* del mercado, y a partir de lo que he aprendido de los grandes profesionales que semana tras semana se sientan delante del micrófono en mi programa de pódcast.

Lo primero de todo: si cada cuerpo es diferente, ¿por qué nos empeñamos en crear dietas y rutinas universales? El *one-size-fits-all* no vale en esto, el concepto talla única (por españolizarlo un poco) no sirve a la hora de nutrirnos y movernos. El primer paso no es ir al mercado o apuntarse al gimnasio, el primer paso es recurrir a un profesional (ojo, no a un *influencer*) que diseñe un plan nutricional adaptado a tu realidad, a tus gustos y a tus necesidades, para que se convierta en tu forma de alimentarte toda la vida, no solo en la maldita operación bikini. Y lo mismo con el entrenamiento: según tu edad, tu fisiología, tu estilo de vida, tus gustos, tus lesiones y tus necesidades, habrá un entrenamiento más indicado que otro, aunque aquí sí que voy a explayarme un poco más adelante para explicarte la diferencia entre hacer ejercicio y moverte, y la diferencia entre entrenar capacidades y entrenar habilidades. Pero eso luego. Ahora volvamos a la mesa. Como te digo, no te voy a dar un menú, pero sí un punto de partida, unas bases sobre las que construir tu nutrición.

Consume alimentos, no productos. Esto es puritito sentido común, pero, oye, parece que lo de abrir paquetes es lo que nos gusta. Esto es lo que se llama *realfooding*, o comer comida real de toda la vida. Está claro que hay procesados buenos, pero entre tomarte una naranja (alimento sin procesar) o el zumo envasado recién exprimido de tres naranjas (procesado), opta por la primera opción, ingerirás menos azúcar y más fibra. De la tercera opción, zumo industrial a base de agua y azúcar con sabor y aroma de naranja y fecha de caducidad para dentro de veinte años, que sería el ultraprocesado, ni hablo… La naturaleza es sabia, y el organismo de los seres vivos, también los humanos, ha ido evolucionando en función de los recursos naturales que su entorno le ofrece para alimentarse. Comer alimentos de proximidad y de temporada es mucho más sano que consumir el último superalimento de la esquina más remota del planeta que se ha puesto de moda, que necesita coger un avión y dos barcos cargueros para llegar a tu mesa semanas o incluso meses después de su recolección.

Come GRASA. Párate a pensar: tu cerebro consume un 25 % de los alimentos que introduces en tu cuerpo, es decir, la materia gris (que es la parte del cerebro que te hace pensar) es responsable del consumo de casi una cuarta parte de la energía que metaboliza tu organismo. Además, tu cerebro está compuesto en un 60 % de materia grasa. ¿No crees que comer grasa de la buena tiene todo el sentido del mundo? Restringir los alimentos ricos en grasas buenas como los frutos secos, los aguacates, las aceitunas, el coco, los huevos o el pescado azul puede provocar dificultades de concentración y memoria. Repito, GRASAS BUENAS. Hay otro tipo de grasas presentes en los alimentos ultraprocesados que son las grasas hidrogenadas: esas, fuera de tu vida.

Cuida tu microbiota. Sí, también hay una relación directa entre la salud de tu microbiota y la calidad de tu descanso. Para empezar, porque tu sistema digestivo también funciona siguiendo ritmos predecibles. La microbiota es un conjunto de microorganismos, trillones de bacterias, hongos, protozoos y demás microbios, que también se conoce como nuestro segundo cerebro (algunos ya lo llaman el primer cerebro), ya que los intestinos también albergan un segundo sistema nervioso en contacto constante con nuestro cerebro y nuestro sistema nervioso central a través del nervio vago.

Nuestros intestinos son el órgano endocrino más grande de nuestro cuerpo, y regulan la secreción de neurotransmisores como el triptófano y la serotonina. De hecho, el 90 % de la serotonina, también conocida como la hormona de la felicidad, se crea en nuestros intestinos, no en el cerebro. Lo que pasa en nuestros intestinos también influye en las funciones del sistema inmune: el 80 % de las células que componen nuestro sistema inmune residen en el tubo digestivo, y la microbiota interactúa con estas células para regular nuestra respuesta inmune. Cuando la microbiota se desequilibra, se produce inflamación, a la que nuestro sistema inmune responde generando citoquinas, unas proteínas que relacionan el sistema inmune con el resto del cuerpo, incluido el cerebro. Si nuestro cerebro se inflama, disminuye la función de los neurotransmisores como la serotonina (la hormona de la felicidad) y la dopamina (la hormona de la motivación). Es decir, que una microbiota alterada también altera y afecta directamente a nuestro estado de ánimo y a nuestra fuerza vital.[48]

Por último, y esto te lo digo desde la propia experiencia, no hay nada que engorde más que el estrés que genera estar constantemente contando calorías y analizando si algo es bueno o es malo. Punto.

Ahora sí, llegó el momento de mover el esqueleto. Hace unos meses tuve el placer de entrevistar en el pódcast[49] a Rober Sánchez, entrenador personal reciclado en educador para el movimiento. Su libro *Camina, salta, baila*[50] fue una bocanada de aire fresco para mí, porque por primera vez leía a un profesional poner en cuestión (que no demonizar) la forma que tenemos de entrenar hoy en día.

En primer lugar, porque hemos reducido el tiempo de actividad física a esa hora al día (con suerte) que dedicamos a entrenar, cuando la actividad física de distinta intensidad debería ocupar gran parte de nuestro día. Es lo que se conoce como sedentarismo activo, una especie de maquillaje o parche que le ponemos a la falta de movimiento en nuestra vida en forma de tres o cuatro horas semanales que vamos al gimnasio o hacemos algo de deporte. De base, ese estilo de vida sigue siendo sedentario. Y si esto al menos lo hiciéramos todo el año, no estaría del todo mal, pero, si somos realistas, si no contamos las dos semanas de vacaciones, la que no he podido ir porque estaba enfermo, la que tenía mucho trabajo y no me ha dado tiempo, las Navidades, etc., de las cincuenta y dos semanas del año, realmente hacemos ejercicio unas treinta y cinco.

La situación que describe la Encuesta Nacional de Salud de España (ENSE) de 2017 realizada por el Ministerio de

Sanidad[51] es cuanto menos preocupante, puesto que el sedentarismo lo está invadiendo todo, incluida la vida laboral y de estudio, que es ya principalmente sedentaria. Más de un tercio (38,3 %) de la población de 15 y más años estudiante, trabajadora o dedicada a labores del hogar permanece sentada la mayor parte de su jornada; otro 40,8 % la pasa de pie sin realizar grandes desplazamientos o esfuerzos. Ambos grupos suponen casi el 80 % de la población estudiada. Hombres y mujeres pasan el día predominantemente sentados en proporciones similares (38,7 % y 37,9 %, respectivamente).

Respecto al tiempo libre, más de un tercio (36 %) de la población refiere que su tiempo libre lo ocupa de forma casi totalmente sedentaria (leer, ver la televisión, ir al cine, etc.), pero, en este caso, la proporción es mayor en mujeres (42 %), particularmente en las de clases sociales menos favorecidas. El tiempo medio diario que se pasa sentado es de cinco horas, más elevado (seis con cuatro horas) en el grupo de 15 a 24 años que en el resto.

Y si miramos a los niños, los datos no mejoran. El 14 % de la población infantil (5-14 años) ocupa el tiempo de ocio de manera casi totalmente sedentaria. El 74 % de los niños de entre 1 y 14 años pasa a diario una hora o más de su tiempo libre entre semana frente a una pantalla y, en el grupo de 1 a 4 años, más de uno de cada dos pasa más de una hora delante de un dispositivo.

En su libro, Rober Sánchez recoge las bases del movimiento natural desarrollado por el militar francés Georges Hébert y basado en diez habilidades básicas del ser humano: caminar, correr, saltar, equilibrarse, gatear, trepar, cargar, lanzar, defenderse y nadar. Ahora piensa, ¿cuántas de ellas practicas en tus entrenamientos? Con esto no quiero decir que haya que hacerlo todo, pero sí basar nuestra forma de entrenar en la complejidad, la diversidad y la frecuencia, en lugar de preocuparnos por cuántas repeticiones hacemos de *curl* de bíceps.

Un músculo sano no es ese músculo que está fuerte, un músculo sano es aquel que está fuerte, que es flexible y que es elástico. Y lo mismo sucede con ligamentos, tendones y articulaciones; una buena movilidad de cadera y de hombro, por ejemplo, te va a ahorrar muchos dolores. Pero no solo nuestros músculos y nuestros huesos se benefician del ejercicio. Cada minuto pasa un litro de sangre por tu cerebro, órgano especialmente sensible a la deficiencia de oxígeno. Como explica el neuropsicólogo Álvaro Bilbao: «La razón de que tu cerebro necesite tanta sangre cada minuto es que las neuronas son auténticas devoradoras de oxígeno. A diferencia de otras células del cuerpo que tienen un ritmo metabólico lento, las neuronas funcionan a una velocidad trepidante y su ritmo de trabajo es casi constante, por lo que necesitan un aporte de oxígeno muy elevado. Para satisfacer sus necesidades de oxígeno, tu corazón envía al cerebro una sexta parte de la sangre que sale impulsada en cada latido. [...] Tus neuronas del cerebro necesitan un corazón fuerte y unas arterias en buen estado para funcionar a pleno rendimiento. El ejercicio físico se encuentra en la primera línea de fuego para combatir el envejecimiento cerebral y enfermedades como el alzhéimer».[52]

La actividad física estimula la secreción del factor neurotrófico derivado del cerebro o FNDC (también conocido como BDNF, del inglés *brain-derived neurotrophic factor*), una proteína que en los humanos está codificada por el gen BDNF, implicado en la capacidad que tienen las neuronas de formar nuevas conexiones entre ellas o, lo que es lo mismo, en la plasticidad neural. Si te mueves y haces deporte habitualmente, esa sensación de euforia y buen rollo que te invade después de practicarlo seguro que te es familiar. Y es que el ejercicio, especialmente el de tipo aeróbico, puede aumentar la secreción de una serie de neurotransmisores como la epinefrina, la serotonina y la dopamina, que ayudan a mejorar la memoria. Además, cuando haces ejercicio físico, tu cerebro segrega una serie de sustancias como las endorfinas (hormonas de tipo opiáceo), que relajan el cuerpo y alivian estados anímicos negativos.

Por eso hacer ejercicio nada más levantarnos y, si es posible, expuestos a la luz natural es la mejor manera de activar nuestro cerebro y nuestro cuerpo para el resto del día. Lo sé, la forma en que se organizan nuestros relojes laboral, social y escolar es contraria absolutamente a este principio. Pero la fisiología es la que es. Durante las primeras horas del día, tras levantarnos, tenemos mayores niveles de cortisol que durante el resto del día, y son precisamente esas horas las que debemos dedicar a actividades físicas y cognitivas que nos requieran mayor esfuerzo si nuestros horarios lo permiten.

La cuarta D: dormir

En la primera parte del libro ya hemos visto los aspectos más fisiológicos del sueño: qué es el estado de sueño, qué sucede mientras dormimos y qué procesos tienen lugar. Hemos visto que las necesidades de sueño varían a lo largo de la vida, fundamentalmente en relación con la edad, pero también con factores genéticos y personales. Hemos visto cómo nuestro ritmo circadiano de sueño-vigilia se regula gracias a un reloj interno, que se sincroniza mediante elementos externos como la exposición a la luz, la alimentación y la actividad física.

Quizás eches de menos en este libro que hable sobre patologías y trastornos del sueño muy extendidos como el insomnio, las apneas respiratorias, el síndrome de piernas inquietas, los terrores nocturnos de los niños, el sonambulismo... Lo he omitido de forma intencionada porque son patologías y, como tales, deben ser abordadas por un equipo médico multidisciplinar y especializado. Como te dije en la introducción, yo no soy médico, y el objetivo de este libro no es poner solución a posibles patologías. Mi intención con este libro es proporcionarte información sobre el sueño y darte unas sencillas pautas para cuidar tu descanso, tanto hábitos de higiene del sueño como consejos y recomendaciones para que cuides tu descanso más allá de las sábanas. Recuerda, la calidad de tus noches depende de la calidad de tus días. A título individual podemos hacer muchas cosas para evitar en la medida de lo posible desarrollar este tipo de patologías. Es lo que se conoce como higiene del sueño, y sería algo así como el lavado de manos para evitar la transmisión de un virus. Una vez que estás infectado, tiene que ser un médico quien te diagnostique y te trate, pero es función de los divulgadores ser altavoz de las pautas establecidas por esos mismos expertos y médicos para evitar que llegues a infectarte. Espero haber dejado clara la diferencia.

Pautas básicas para una adecuada higiene del sueño:

- Levántate y acuéstate todos los días alrededor de la misma hora, incluso en vacaciones y fines de semana. Procura que no haya más de dos horas de diferencia entre unos días y otros. Recuerda que a tu cuerpo y a sus ritmos les gustan el orden y la regularidad.
- Exponte lo más posible a la luz natural y desde pronto por la mañana, para que tu cerebro perciba luz natural y entienda que tiene que ponerse en marcha y poner en marcha todos los ritmos circadianos de nuestro organismo que hemos visto. Según los expertos, deberíamos exponernos a la luz natural como mínimo dos horas cada día.
- Haz ejercicio físico a diario y mantén una vida activa. Aprovecha que nada más levantarnos tenemos mayores niveles de cortisol y generalmente nos levantamos con más energía, especialmente los que somos de cronotipo matutino, para emplear esas primeras horas del día en actividades que requieran mayor concentración cognitiva o mayor esfuerzo físico en lugar de ponerte a revisar el correo o las redes sociales.

- Hay que moverse a diario, sí, pero cuidado con hacer deporte intenso antes de dormir que eleve el cortisol, las catecolaminas, la temperatura y el ritmo cardíaco, todos indicadores de activación para nuestro cerebro.
- Mantén un horario regular de comidas, y recuerda comer comida y no productos. Evita las bebidas excitantes después de las 15:00 y las comidas copiosas antes de dormir. Si puedes, deja pasar un par de horas entre la cena y la hora de acostarte para que a tu cuerpo le dé tiempo a hacer la digestión.
- Las siestas son terapéuticas. Ojo, las siestas, no los «siestones» de tres horas en pijama después de una comida opípara y una botella de vino. Es normal experimentar un aumento de la somnolencia y una disminución de la alerta unas ocho horas tras el despertar, es un fenómeno natural de nuestro reloj biológico, lo que en algunas culturas se ha resuelto mediante un corto sueño tras la comida. Los americanos las llaman *power naps*, descansos de entre veinte y treinta minutos que te ayudan a recargar pilas y relajarte. Y siguiendo con conceptos *made in USA*, si te gusta tomarte un café después de comer, puedes probar el «*napaccino*», es decir, tomarte un café solo justo antes de echarte una de estas breves siestas; la cafeína hará su efecto a los veinte minutos o la media hora justo cuando tengas que volver a ponerte en marcha. Esta técnica requiere de cierta precisión, porque, si tardas más de lo esperado en dormirte, puede que la cafeína haga su efecto y ya no te duermas… ¡Todo es cuestión de probar!

- Olvídate de lo de la copita de vino para dormir como un lirón. La paradoja del alcohol es que aumenta la somnolencia en la primera mitad de la noche, en las fases no REM, pero, sin embargo, altera el sueño en la segunda mitad. Por eso es habitual dormirse pronto, pero despertarse sobre las 4:00 y tener dificultad para dormirse otra vez. El alcohol actúa como un sedante, no como un somnífero.

- Apaga todos los dispositivos electrónicos que emiten la famosa luz azul que engaña al cerebro haciéndole pensar que es luz natural y que se tiene que activar; elimina estos dispositivos al menos dos horas antes de irte a dormir e intenta estar rodeado de luces suaves y cálidas que indiquen al cerebro que es el momento de empezar a apagarse.

- Oscuridad, silencio, temperatura y ventilación. Tu dormitorio tiene que ser tu templo del descanso. Asegúrate de que puedes dormir en oscuridad total, de que es un espacio libre de ruidos, de que mantiene una temperatura fresca y de que está bien ventilado. El orden invita al orden, el caos invita al caos; si utilizas el dormitorio como un trastero y lo abarrotas de montañas de ropa y trastos que no quieres tener a la vista en el resto de la casa, tu sueño probablemente se acabará resintiendo.

- Haz que tu dormitorio sea una zona libre de dispositivos. Aunque ya casi ni te acuerdes, no hace mucho utilizábamos despertadores analógicos para despertarnos. No necesitas el móvil y, si lo usas como alarma, ponlo en modo avión o desconectado en cuanto entres en la habitación. Tampoco es recomendable tener televisión en el dormitorio; yo esto reconozco que me lo salto muchos días, me encanta ver la tele desde la cama, pero no es lo ideal. La cama para dormir y para el sexo, todo lo demás sobra.

• Procura no convertir el sueño en un estresor más. Mucha gente me escribe por redes sociales o por correo electrónico, desesperados, porque lo hacen todo y aun así no duermen bien. Generalmente la causa de ese problema no es otra que el intentar que el sueño sea perfecto todos los días. Recuerda el concepto de ortosomnia y el daño que la obsesión y la rigidez pueden provocarle a tu descanso.

• Y aquí me vas a permitir que me repita, pero creo que es uno de los conceptos clave de este libro: la calidad de tus noches depende de la calidad de tus días, así que evita en la medida de lo posible vivir a un ritmo acelerado porque, si lo haces, te costará mucho más pisar el freno y desacelerar para irte a dormir. Esto lo vas a entender mucho mejor con la siguiente D: desacelerar.

La quinta D: desacelerar

Dice Valentín Fuster, uno de los cardiólogos más prestigiosos del mundo, que «a quienes se preocupan por su salud, les aconsejaría que se reservasen un rato cada día para ellos mismos, para poder pensar, simplemente pensar. Estamos en un mundo tremendamente acelerado, donde no hay tiempo de saber dónde estás ni adónde vas, y uno debe tomar partido sobre cuáles son sus objetivos en la vida y cómo conseguirlos».

En el año 2012 la Oficina Regional Europea de la OMS hizo público el Informe Europeo de la Salud 2012, subtitulado *Trazando el camino hacia el bienestar*, en el que por primera vez en la historia de la OMS se estableció «la mejora del bienestar de la población» como una parte integral de la nueva estrategia sanitaria de Europa para 2020. Hay muchos factores que pueden actuar en un momento dado como la dinamita que hace saltar por los aires nuestro equilibrio físico-mental-social, pero para mí hay uno por encima de todos los demás, que es la obsesión por la velocidad, la adicción a la prisa, a hacerlo todo rápido, para poder pasar a lo siguiente cuanto antes, sin dejarnos un segundo de respiro.

Recuerdo cuando, hace unos dos años, creo que fue en el verano de 2019, los medios de comunicación anunciaron oficialmente la llegada de la tecnología 5G a España. Entre muchas otras maravillas, esta tecnología, como afirmaban en un anuncio de televisión de una de las grandes compañías de telefonía, permitiría descargar todos los capítulos de la nueva serie de moda en siete segundos, y descargar una película en nuestro *smartphone* en menos de tres segundos… Entonces yo me pregunté, ¿de verdad esto es necesario? A día de hoy, sigo con la misma duda.

Larry Dossey es un médico americano que en 1982 acuñó el término «enfermedad del tiempo». Hoy todos sufrimos esta enfermedad, que no es otra cosa que el culto a la velocidad. Tenemos una obsesión desmedida por embutir el mayor número posible de cosas en cada hora y cada minuto, y pretendemos ahorrar un segundo de tiempo hasta en las cosas más absurdas, como comer o disfrutar de la buena compañía. La velocidad no es mala, bendito AVE, bendito avión y bendita fibra óptica; lo que es malo es que sea una adicción a la que idolatramos y rendimos culto. Y lo hacemos en todos los aspectos de nuestra vida, y con todos los seres y recursos que tenemos a nuestro alrededor. Vivimos en un mundo obsesionado con hacerlo todo cada vez más rápido, con meter cuantas más actividades mejor en las veinticuatro horas que tienen los días, con exprimir cada segundo del día de la forma más productiva posible. Hasta las cosas que por naturaleza son lentas, como perder peso o cultivar el campo, queremos que sean inmediatas.

Como sabiamente dice José Tolentino de Mendonça en su *Pequeña teología de la lentitud*: «Nos sentimos agobiados y hacemos las cosas sin ganas, avasallados por agendas y jornadas sucesivas que nos hacen sentir que amanecemos con retraso».[53] Además, parafraseando a Milan Kundera en *La lentitud*, añade que esta prisa nos condena al olvido, puesto que el grado de lentitud con el que hacemos las cosas es directamente proporcional a la intensidad de la memoria y, por lo tanto, el grado de velocidad es directamente proporcional al del olvido.

Uno de los grandes perjudicados por este culto a la velocidad con el que vivimos es, sin duda, el medioambiente, la naturaleza; el sistema económico moderno genera mucha riqueza, pero en muchos casos a costa de devastar y aniquilar recursos naturales a una velocidad que no permite a la naturaleza regenerarlos. El 25 de mayo de 2021 ha pasado desapercibido, pero fue un día triste para recordar: fue el Día de la Sobrecapacidad de la Tierra, es decir, que a final es de mayo ya habíamos consumido todos los recursos naturales que nuestro planeta había producido para 2021, y empezamos a consumir los de 2022. Es decir, en España necesitamos los recursos de dos planetas y medio para mantener nuestro ritmo de vida, consumo, alimentación, etc., y cada año esta fecha llega antes. Desde los años 1970 hasta 2019, la fecha del Día de la Sobrecapacidad de la Tierra se ha adelantado continuamente. En 2020 cambió la tendencia debido a la pandemia de la COVID-19 y a la contención y desaceleración del actual modelo económico, incluyendo la reducción de las emisiones de CO_2 y la menor deforestación en todo el mundo. Sin embargo, ha sido algo temporal. Si la economía se recupera como antes, el Día de la Sobrecapacidad de la Tierra seguirá avanzando un poco más cada año.

Pero, tranquilos, que esto no lo hacemos solo con los recursos naturales, también tenemos estopa para nosotros. En una entrevista para *El País*, el filósofo surcoreano Byung-Chul Han, al que ya he mencionado antes en este libro, declaraba: «Ahora uno se explota a sí mismo figurándose que se está realizando».[54] La gran mayoría de nosotros vive al servicio de su trabajo, cuando debería ser al revés, pero no, estamos pendientes 24/7 del correo, atendemos llamadas aun estando de vacaciones… También los que nos rodean, esos a los que llamamos «seres queridos», son víctimas de nuestro culto a la velocidad. Intentamos engañarnos con la lógica de las compensaciones: el tiempo que robamos a las personas que amamos intentamos compensarlo haciendo planes superexóticos o comprando regalos. Lo mismo que hacemos con nosotros: el tiempo que le robamos al descanso o a la sencilla contemplación de la vida intentamos contrarrestarlo con objetos que nos prometen que nos lo van a devolver. «En cuestiones de tiempo, a veces es más importante saber acabar que empezar, y más vital suspender que continuar»,[55] insiste José Tolentino de Mendonça.

Este culto a la velocidad está tan asentado en nuestra cultura que no somos realmente conscientes del daño que provoca en nuestra salud, en nuestra dieta, en nuestro trabajo, en nuestras relaciones personales, incluso en el medioambiente. Y, desgraciadamente, solo tomamos conciencia cuando estos efectos se traducen en una catástrofe natural o en una enfermedad grave, porque lo de vivir con contracturas permanentes, malas digestiones, dolor de cabeza recurrente, colesterol alto y diabetes ya lo tenemos asumido como normal.

La velocidad no es siempre la forma idónea de hacer las cosas o de que pasen las cosas. La prisa es una de las peores adicciones. Tenemos que volver a darle sentido y valor al hecho de esperar y al placer de no hacer nada. La espera se ha convertido en un lastre, la entendemos como una pérdida de tiempo, pero la espera puede ser justo lo contrario: el acto de reconocer el tiempo para ser.

La prisa, mala compañera del estrés

El estrés es un proceso natural por el que nos adaptamos al medio que nos rodea y a los cambios que se producen en él, un estado de tensión física o emocional que se produce de manera automática ante situaciones o pensamientos que nos resultan amenazadores, frustrantes o desafiantes. Esta reacción no tiene por qué ser negativa o perjudicial; de hecho, es un mecanismo de pura supervivencia.

Entonces, ¿dónde está el problema? Pues en que esta reacción es una herramienta que funciona cuando se activa de forma puntual, pero, cuando el individuo no cuenta con recursos en cantidad suficiente y es incapaz de afrontar las demandas de la nueva situación, se intenta reactivar en repetidas ocasiones, sin descanso, y finalmente la persona se siente sobrecargada. Cuando este estado se prolonga en el tiempo, la salud física y mental del individuo puede acabar deteriorándose.

Si quieres profundizar sobre el tema del estrés, te recomiendo que escuches *No me da la vida*, el nombre ya lo dice todo, un programa de doce episodios de pódcast que hice con mi psicóloga y amiga Marta Redondo, doctora en psicología especializada en gestión emocional y del estrés, y que encontrarás en la plataforma Podimo. Es un programa práctico en el que explicamos sin tecnicismos cómo funciona el mecanismo del estrés, de qué depende nuestra capacidad de gestionar situaciones estresantes y cuáles son los principales estresores.

Reducir el estrés a «tener muchas cosas que hacer» es un tremendo error de concepto, es una apreciación simplista de una de las herramientas más poderosas del ser humano que, como todo, hay que conocer para saber utilizar. La forma, duración e intensidad en que esta respuesta fisiológica se pone en marcha depende de múltiples factores:

- Del estilo valorativo cognitivo, es decir, de la forma de procesar la información y percibir la realidad que tenemos cada uno.
- De la manera en que afrontamos las dificultades, activa o pasiva, evitando el problema o afrontándolo.
- De nuestra capacidad de adaptación y de resistencia.
- De nuestra manera de ser y nuestra personalidad (introvertida o extrovertida, rígida o flexible, perfeccionista, tolerante o no al error...), la forma de reaccionar ante los cambios (más tensa y nerviosa o más tranquila) y la capacidad de resiliencia.
- De cómo nos han educado, de cuáles han sido nuestros referentes, y de nuestras experiencias pasadas y aprendizajes anteriores.
- Del apoyo social del que disponemos; contar con relaciones de calidad y apoyo social, así como la habilidad para pedir ayuda, aumenta en general los recursos de una persona frente al estrés.
- De la respuesta puramente física, es decir, la manera concreta en que el cuerpo reacciona a los cambios y a las amenazas.

De igual forma, reducir los factores estresantes a un jefe exigente o a un trabajo mal pagado es igual de simplista. Cualquier cosa a nuestro alrededor puede ser un estresor, porque recuerda que lo que activa la respuesta del estrés es la capacidad y los recursos de que disponemos para afrontar la situación concreta. Todos estamos expuestos a estresores crónicos menores, como el ruido de unas obras cercanas a nuestro hogar, los atascos de tráfico y determinados sucesos cotidianos que alteran el día a día y provocan emociones desagradables, como darse un golpe con el coche o que el niño se ponga malo y llegues tarde al trabajo.

Por supuesto, hay acontecimientos que suponen situaciones de mucho más estrés por provocar cambios importantes en nuestras vidas; pueden ser positivos, aunque muy estresantes, como el nacimiento de un hijo, o negativos, como la pérdida de un ser querido, un divorcio, una enfermedad grave, quedarse en paro, una situación traumática o lo desagradable de la incertidumbre, algo que todos hemos vivido en nuestras carnes como consecuencia de la pandemia.

Como verás, el sufrir más o menos estrés depende de muchos factores, intrínsecos y extrínsecos, de tu forma de ser y del ambiente en el que te ha tocado vivir. Pero lo que sí que es común a todas las personas es que la prisa, el tenerlo que hacer todo rápido, todo para ya, es la gasolina que hace prender cualquier mecha, desde la más corta a la más larga.

Y aquí vuelvo a recordarte la primera D de mi método: decide, elige y prioriza. Tenemos que hacer las cosas a toda pastilla porque queremos hacer TODAS las cosas. Por eso es tan importante renunciar a lo que no es realmente importante para nosotros, para poder dedicarle a nuestras prioridades el tiempo que merecen, y para que puedan suceder a su ritmo, y no de forma acelerada.

Rutina para ir reduciendo marchas

Todo lo que haces durante el día va a afectar en mayor o menor medida a tu descanso, pero lo que haces en las horas previas al sueño va a ser absolutamente determinante. Igual que cuando conduces reduces marchas progresivamente para parar y evitar derrapar o pasarte de frenada, para irnos a dormir sucede lo mismo. Nuestro cuerpo y nuestro cerebro no pasan de cien a cero en unos segundos, tampoco en unos minutos, por eso es importante tener una rutina que nos permita desacelerar progresivamente del ritmo del día; además de porque ya sabes que a tu cuerpo le gusta el orden, las rutinas y la regularidad.

El sueño es un proceso que comienza con la respuesta de nuestro cuerpo a estímulos externos como el cambio de luz: al atardecer es mucho más cálida y menos brillante que al amanecer, lo que permite que empecemos a segregar melatonina. Tu rutina de desaceleración debería comenzar unos noventa minutos antes de acostarte, y debería incluir aquellas cosas que a ti te ayudan a pisar el pedal de freno, aquellas que te producen paz. A lo mejor lo que más te relaja del mundo es leer, o tomarte una onza de chocolate o darte un baño caliente, o de todo un poco... Lo importante es que establezcas esa rutina de placeres precama y huyas de todos los enemigos del descanso de los que ya hemos hablado.

Para mí la rutina precama empieza cuando me pongo el pijama y cierro el correo y las redes sociales, sobre las 20:00; es la señal inequívoca que le mando a mi cerebro para que empiece a plegar velas. A mí las redes me activan muchísimo, por eso este paso no es negociable. Algunos días, si estoy muy cansada, me doy una ducha seguida de un baño de aceite con el aceite de limón y jengibre de Mirins, recomendación de mi querida Eva Villar, una de las mayores expertas en autocuidado que conozco. Otro nivel de olor, de textura y de «gustamen». Cenamos pronto, sobre las 20:00, y vemos algo la tele o alguna serie; durante el día me encanta la luz natural, siempre he vivido en casas muy luminosas, pero por la noche me molestan mucho las luces intensas, por eso apago las luces y dejo las imprescindibles, siempre con bombillas de tono cálido. Y cuando nos entra el sueño, nos vamos a dormir, generalmente no paso de las 22:30. Es muy sencilla, pero suficiente para que mi cuerpo entienda que es hora de entrar en modo noche.

La sexta D: desconexión

«Nada cuesta más que no hacer nada.» Así comienza el libro *Cómo no hacer nada*,[56] de la artista, escritora y profesora de la Universidad Stanford Jenny Odell. Ya he hablado antes de esta sociedad que hemos creado en la que nuestro valor se mide por lo productivos que somos y, por tanto, nos obligamos a nosotros mismos a ser máquinas productoras de resultados las veinticuatro horas del día. Incluso cuando estamos disfrutando de nuestro tiempo libre o de ocio, tenemos que hacer cosas «productivas». Tenemos que hacer cosas, a secas, porque no hacer nada lo entendemos erróneamente como perder la oportunidad de estar generando resultados del tipo que sea.

Quizá crees que esto a ti no te pasa, porque tú, cuando sales de la oficina, te dedicas a tus cosas: a ir al gimnasio; a cocinar, que te encanta; a leer; a viajar; a pasear por tu ciudad... y a dejarlo todo debidamente registrado y fotografiado en tus redes sociales. Si esta última parte de la frase no va contigo, enhorabuena, formas parte de ese pequeño porcentaje de la población que no ha caído en las redes de los algoritmos. Mi pareja es una de esas personas y no sabéis cómo lo envidio a veces.

Si la frase completa se puede aplicar a tu día a día, amigo, amiga, eres una víctima más, igual que yo. Porque pensamos que es nuestro tiempo libre y que hacemos con él lo que queremos, pero nada más lejos de la realidad: estamos trabajando, GRATIS, para empresas que han construido la base de su negocio en el dominio de nuestra atención. Cuanto más tiempo estés delante de la pantalla, más dinero ganan: para que tu contenido fuera visible para los demás, al principio había que publicar con determinada regularidad y a determinadas horas; ahora hay que promocionar las publicaciones. Ese es su negocio. El tiempo es dinero; no nos engañemos, las relaciones personales no les importan lo más mínimo, les importan las conexiones que se pueden convertir en ventas. Y la verdad es que el *business* está muy bien orquestado, las cosas como son.

En la época del reloj, para fichar era posible separar claramente el trabajo del ocio. Hoy, la nave industrial se mezcla con la sala de estar. A causa de ello, es posible trabajar en todas partes y a cada momento. El ordenador portátil y el *smartphone* constituyen un «campo de trabajo» portátil.[57]

BYUNG-CHUL HAN

En el programa de pódcast del que te hablaba en el apartado anterior, *No me da la vida*, hay un episodio que se titula «La loca de la casa», una expresión que se le atribuye a Teresa Sánchez de Cepeda Dávila y Ahumada, santa Teresa de Jesús, y que se supone que utilizaba para referirse a la atención. En la tradición budista se utiliza la expresión «mente de mono» para referirse a ese estado de la mente en el que los pensamientos se suceden uno detrás de otro como en un monólogo de lo más egocéntrico, por cierto. Ese salto de un pensamiento a otro se produce cada vez con más rapidez, porque cada vez nos cuesta más mantener nuestra atención y centrar el foco. Y no es culpa nuestra, o sí, porque somos nosotros los que hemos diseñado este tipo de tecnología basado en la economía de la atención. Y no te creas que si no tienes Instagram no eres una víctima. El WhatsApp, el *email*, las notificaciones de las páginas de noticias, la reproducción automática de episodios...; todo está pensado. Que el deslizamiento del dedo en la pantalla al hacer *scroll* desate los mismos circuitos de recompensa que se activan en el cerebro al accionar la palanca de una máquina tragaperras no es casualidad. Que las burbujas de notificaciones sean rojas tampoco lo es.

Se estima que solo la gestión de los correos electrónicos representa el 30 % de la jornada de un empleado. Y ante esta situación, intentamos adelantar y no perder el ritmo de rendimiento que se espera de nosotros recurriendo a la multitarea: saltar de una tarea a otra o pretender hacer dos a la vez. Esto supone un gasto en nuestra capacidad de atención y en nuestros niveles de energía que se va acumulando a lo largo de la semana y que nos lleva hasta el fin de semana a rastras. Es lo que se conoce como «sobrecarga cognitiva». En un estudio[58] realizado para analizar el coste cognitivo de las interrupciones en el trabajo, se llegó a la conclusión de que, si bien las interrupciones que tuvieran que ver con la tarea que se estaba realizando no suponían un gasto atencional tan importante, aquellas interrupciones que no tenían nada que ver con la tarea que se estaba realizando sí que suponían un gasto considerable (estás leyendo un informe y aparece el de RR. HH. para preguntarte una duda sobre tus gastos del mes y unos recibos que faltan, por ejemplo), principalmente por el coste que supone volver a centrar la atención y el foco en la tarea primaria que se estaba realizando antes de la interrupción.

Pero sea del tipo que sea la interrupción, una consecuencia evidente es que, al alterar el ritmo de trabajo y posiblemente retrasarnos en nuestras tareas, se crea una situación de estrés ante la presión de tener que terminar en menos tiempo del esperado que de nuevo puede afectar a nuestras capacidades. Trabajamos más rápido para recuperar el tiempo perdido, y esto aumenta las posibilidades de error y la fatiga, que hace caer la atención tras solo unas decenas de minutos, y con ello decae el rendimiento. El córtex prefrontal es el responsable de estos trastornos por su tremenda sensibilidad al estrés; está implicado en las funciones ejecutivas, las más elaboradas y complejas que realiza el cerebro y que nos permiten adaptarnos a nuestro entorno cuando las rutinas que tenemos automatizadas no son suficientes.

En el caso de una actividad neuronal prolongada, es decir, que no deja reposar al cerebro, las reservas de energía almacenadas en las células se agotan y aparece la fatiga mental. Si en lugar de parar seguimos con ese esfuerzo intelectual, nuestro cerebro se inunda de compuestos químicos estimulantes para poder mantener el ritmo. Uno de ellos es el neurotransmisor noradrenalina, que, bajo la acción del estrés y segregada en exceso, desconecta el córtex prefrontal y bloquea las funciones ejecutivas. Y es entonces cuando comenzamos a hacer cosas sin la atención que requieren y con los consiguientes errores. Te puedes imaginar que esta situación de fatiga prolongada en el tiempo no puede traer nada bueno. De hecho, ya se ha acuñado un término para cuando la situación crónica de estrés se enfrenta en el ámbito laboral: *burnout* o síndrome del trabajador quemado.

Vivimos una época peligrosa en la que los dispositivos dominan nuestro tiempo a su voluntad usando los últimos descubrimientos de la neurociencia y la inteligencia artificial. Y la consecuencia no es solo que perdamos tiempo, ese tiempo que no tenemos (¿recuerdas el comienzo del libro?). Las consecuencias son nefastas también para nuestra salud cognitiva, puesto que esta tecnología a la larga destruye nuestra concentración y nuestra capacidad de pensar en profundidad. Y, por supuesto, nefastas para la salud física, puesto que el ruido tecnológico te roba la energía, una energía que es finita. De hecho, ya hay «patologías» asociadas al uso de la tecnología, como la apnea del correo electrónico, término acuñado en 2008 por la colaboradora del *Huffington Post* Linda Stone[59] para referirse al hecho de que muchas personas sin darse cuenta contienen la respiración cuando están frente a un correo electrónico o a una pantalla.

Respiración: una medicina poderosa

La manera en que respiramos repercute en todo. Cuando aguantamos la respiración, el cuerpo se vuelve ácido, los riñones comienzan a reabsorber sodio y se altera el equilibrio del oxígeno (O_2), el dióxido de carbono (CO_2) y el óxido nítrico (NO) de nuestro cuerpo. El sistema inmunológico utiliza óxido nítrico para combatir infecciones virales, bacterianas, parasitarias y tumores. El óxido nítrico transmite mensajes entre las células nerviosas y está asociado con los procesos de aprendizaje, memoria, sueño, sensación de dolor y, probablemente, depresión. Es un mediador en la inflamación y el reumatismo. Nuestra respiración también actúa sobre el nervio vago, cuya principal función es mediar en el sistema nervioso autónomo, que incluye los sistemas nerviosos simpático («luchar o huir») y parasimpático («descansar y digerir»). Te puedes hacer una idea de lo que sucede cuando nuestros sistemas nerviosos simpático y parasimpático se alteran…

¿Y por qué sucede esto? En primer lugar, por nuestra fisionomía: los cráneos modernos presentan mentones en retroceso por detrás de la frente, mandíbulas también en retroceso, cavidades bucales más pequeñas y dientes torcidos; además, la comida industrializada está empequeñeciéndonos la boca al proporcionarnos texturas y tamaños de alimentos que no nos obligan a utilizar los músculos y los huesos faciales (estarás conmigo en que comerse una manzana a mordiscos no es lo mismo que comerse una compota). Nuestros antepasados masticaban mucho más que nosotros, por eso tenían bocas más anchas y dientes más fuertes. En segundo lugar, por nuestra postura; cuando usamos ordenadores y *smartphones*, lo hacemos con los brazos y los hombros hacia adelante, y sentados, una posición en la que es difícil inhalar y exhalar de manera completa. Además, la anticipación generalmente va acompañada de una inhalación, y el correo electrónico, los mensajes de texto y la visualización de programas de televisión habitualmente incluyen una dosis significativa de anticipación. Mientras que rara vez a la inhalación le sigue una exhalación completa. Por último, la atención parcial o atención dividida de la que te hablaba antes (estás atento al correo, con las notificaciones de Twitter, la música de fondo y tomando notas para una presentación, por ejemplo), ese estado de distracción permanente, hace que nuestra respiración sea superficial y errática.

Recuerdo que lo primero que hice en mi último viaje a Londres fue ir a probar unas clases sobre las que llevaba tiempo leyendo. Eran clases de *breathwork* o trabajo de respiración. La verdad es que entré en clase con bastante escepticismo; practico yoga con regularidad, he practicado meditación, y me imaginaba que iba a encontrarme algo parecido a una mezcla de ambas cosas. Jamás, ni después de una clase de yoga ni después de una práctica de meditación, he terminado con tal claridad mental, con tal sensación de descanso y con tal paz y sosiego interior como después de esa clase. Fue como una clase de aeróbic para los pulmones y el cerebro; durante cuarenta minutos el profesor nos fue dando instrucciones de cuándo inhalar, cuándo exhalar, si hacerlo por la boca o por la nariz, cuántos segundos permanecer en la inhalación o en la exhalación, cuándo mantenernos en apnea, y todo ello siguiendo el ritmo muy estudiado de la música. Todavía no he podido volver a Londres a causa de la pandemia, pero os aseguro que será de las primeras cosas que haga en cuanto pueda volver a viajar, ir a Londres y asistir a una de las sesiones de Richie Bostock, *The Breath Guy*. Afortunadamente, durante la pandemia he podido disfrutar de sus sesiones a través de su aplicación *Flourish*.

Tecnoestrés, tecnofatiga y tecnoadicción
Siempre que trato el tema de las nuevas tecnologías en el pódcast o en alguna charla o artículo, digo lo mismo: la tec-

nología en sí no es mala, a mí me permite ganarme la vida y trabajar desde mi casa, me ha permitido cursar un máster en la Universidad de Murcia viviendo en Madrid, me permite consultar dudas a mi médico a través de videollamada y, como te decía antes, me ha permitido seguir mis clases de respiración durante la pandemia… La tecnología es una maravilla, el problema es no saber usarla o que ella nos use a nosotros (ella o los que la crean…).

El concepto de tecnoestrés fue acuñado por primera vez por el psiquiatra norteamericano Craig Brod en 1984, en su libro *Technostress: The Human Cost of the Computer Revolution*, en el que lo definió como «una enfermedad de adaptación causada por la falta de habilidad para tratar con las nuevas herramientas y sistemas tecnológicos de manera saludable». Una definición más específica la dio la doctora en psicología Marisa Salanova para una nota técnica del Instituto Nacional de Seguridad e Higiene en el Trabajo: [60]

> Un estado psicológico negativo relacionado con el uso de TIC o amenaza de su uso en un futuro. Ese estado viene condicionado por la percepción de un desajuste entre las demandas y los recursos relacionados con el uso de las TIC que lleva a un alto nivel de activación psicofisiológica no placentera y al desarrollo de actitudes negativas hacia las TIC.

El tecnoestrés, como el estrés en general, es un término amplio que incluye diferentes tipos específicos de tecnoestrés:

tecnoansiedad, tecnofatiga y tecnoadicción. Así se definen en la misma nota técnica:

- Tecnoansiedad. El trabajador experimenta altos niveles de activación fisiológica no placentera, así como tensión y malestar por el uso de algún tipo de TIC. Esta ansiedad lleva a adoptar actitudes escépticas respecto al uso de tecnologías y pensamientos negativos sobre la propia capacidad y competencia para manejarlas, e incluso llega a evitarlas.
- Tecnofatiga. Se caracteriza por sentimientos de cansancio y agotamiento mental y cognitivo debido al uso excesivo de las TIC, a veces complementados también con actitudes escépticas y creencias de ineficacia respecto a su uso.
- Tecnoadicción. Se trata de un uso compulsivo incontrolable de las TIC, que se llegan a utilizar durante largos periodos de tiempo y en cualquier lugar. Los tecnoadictos son aquellas personas que quieren estar al día de los últimos avances tecnológicos y acaban siendo dependientes de la tecnología, que se convierte en el eje sobre el cual estructuran sus vidas. De hecho, uno de cada tres encuestados (32 %) por el Observatorio para la Prevención de Riesgos Laborales (OPRL) asegura que siempre o con frecuencia se siente mal si no tiene acceso a las TIC (*email, móvil,* internet), mientras que un 28 % siente un impulso interno que le obliga a usarlas en cualquier momento y lugar.

Minimalismo digital

Muchos expertos coinciden en que el gran reto para el ser humano como individuo es aprender a utilizar la tecnología en paralelo a su desarrollo. Evidentemente, la educación en el círculo familiar y escolar es fundamental para las futuras generaciones; resulta muy preocupante el hecho de que la tecnoadicción es cada vez más común entre adolescentes, y está directamente relacionada con problemas de sueño y con dificultad para las relaciones «cara a cara». Pero ¿qué hacemos los adultos que estamos lejos de ser nativos digitales y millennials?

El título para este apartado lo he tomado prestado del título del libro de Cal Newport, profesor de Ciencia Computacional en la Universidad de Georgetown (no lo busques en redes porque no tiene, pero sí que tiene web: www. calnewport.com). En el libro habla del papel cada vez más intrusivo que ejerce la tecnología sobre la vida de muchas personas, antes seres humanos, ahora máquinas de procesar información y estímulos. Por eso Newport propone una filosofía que denomina «minimalismo digital» como manual de uso de las nuevas tecnologías, que consiste en reducir de manera drástica el número de horas que pasas en línea para centrarte en un pequeño número de actividades de alto valor. Una filosofía que acepta las nuevas tecnologías, pero no a costa de la deshumanización. Una filosofía que prioriza el sentido a largo plazo sobre la satisfacción inmediata.[61]

Igual que ya sabemos que las compañías tabacaleras incluyen sustancias adictivas en los cigarrillos y que la industria alimentaria de los ultraprocesados carga sus productos de azúcar para que nos sea imposible resistirnos a esa refrescante bebida, al bote de helado o a la caja de galletas, cada vez se escuchan más voces que han visto desde dentro cómo se utiliza la tecnología persuasiva para hacernos adictos a la pantalla aprovechándose de nuestras vulnerabilidades psicológicas. Desde el refuerzo positivo de los *likes*, que alimentan nuestra necesidad de aceptación social, hasta la opción de etiquetar y ser etiquetado, que dispara directamente a nuestra necesidad de sentirnos parte de un grupo.

No quiero que me entiendas mal, no estoy en absoluto en contra de la tecnología ni de las redes sociales, y, por supuesto, cada uno es libre de utilizar las redes cuando y como quiera. Pero las redes no son la vida real, los seguidores y los *likes* no son un indicador de tu valor como persona o el valor de tu trabajo, por eso aquí te dejo unas cuantas pautas que aplico en mi día a día con respecto al uso de las redes e internet:

- Blindo mi tiempo: trabajo con las redes sociales y con la tecnología, pero es eso, trabajo. Cada día establezco mi horario de trabajo, en el que incluyo el tiempo que le voy a dedicar a las redes y qué tareas concretas tengo que hacer.
- Cuando entro en una red social, antes pienso para qué lo hago y en qué me beneficia: ¿es para crear las publicaciones sobre el episodio del pódcast o porque no me apetece trabajar? Si es lo segundo, me voy a dar un paseo, me pongo a leer o me preparo un café y sigo trabajando.

- No me comparo con avatares: una cosa es el personaje que todos creamos y compartimos a través de las redes sociales, nuestro avatar en el mejor de los sentidos, y otra quiénes somos en realidad. No hay comparación.
- Compenso: me ocupo de cultivar aficiones analógicas y de reservarme huecos para ver a gente en persona en la medida de lo posible. La conexión no es una alternativa a la conversación, y el *like* no es una alternativa al abrazo.
- Valoro mucho la soledad y el silencio.
- Nunca olvido que nada es gratis. Cuando no pago con mi dinero, pago con mi atención y con mi tiempo. En eso se basa la economía de la atención.

La séptima D: disfruta de la vida

¿Cuánto tiempo, energía y atención he malgastado creyendo que disfrutar de la vida consistía en poder comprarme muchos bolsos y zapatos, viajar a los lugares más exóticos del mundo, visitar todos los sitios de moda, salir de fiesta como si no hubiera un mañana…? Tiempo, energía y atención desperdiciados persiguiendo el «tener» y el «hacer», y dejando de lado el «ser». Esta frase suena a libro de autoayuda barato, lo sé, pero, si te paras a pensarla y a desgranarla, es una verdad como un templo.

Y entonces, ¿qué es disfrutar de la vida? Aunque no tengo la verdad absoluta, he leído, escuchado y reflexionado mucho sobre este tema, y he llegado a la conclusión de que una vida disfrutada debe tener los siguientes elementos: actitud, amor, gratitud, autocompasión, entusiasmo y momentos.

> El hecho de que una persona se pase la vida buscando la felicidad ya es un error, porque la felicidad es un encuentro, no una búsqueda. El que la busca se obsesiona con algo objetivo, cuantificable, que se exhiba, una felicidad consumible, una *check list* de cosas sin las cuales parece que tu vida no está completa.
>
> JOSÉ CARLOS RUIZ, doctor en Filosofía[62]

ACTITUD. Es curioso cómo en el colegio nos enseñan todo tipo de aptitudes para ser los mejores en nuestra vida laboral, pero no nos dicen nada de cómo cultivar nuestra actitud para disfrutar plenamente de nuestra vida personal. En nuestro mundo de fantasía vivimos por y para alcanzar la felicidad, esa que se ve, se fotografía y se comparte, claro. Pero nada más lejos de la realidad. La felicidad tiene que ver con ser, no con tener o con subir contenido a un *feed*. Tampoco con hacer. Simplemente con ser.

Como dice Victor Küppers,[63] el valor de una persona viene determinado por la siguiente fórmula: $V = (C + H) \times A$. Es decir, el valor de una persona es igual a sus conocimientos más sus habilidades multiplicado por su actitud. Vamos, que ese factor multiplicador que lo cambia todo depende solo de ti. Tú puedes tener la actitud que quieras, tú decides tu manera de ser.

Con los pensamientos, las circunstancias que nos rodean y las situaciones que vivimos ocurre como con las malas hierbas: no podemos evitar que surjan y sucedan. Pero sí que podemos gestionarlos y darles un papel protagonista o secundario en nuestra vida, decidir conscientemente alimentar ese pensamiento o cortarlo, mantener una situación o hacer lo posible por cambiarla. Esa decisión es nuestra. Y de nosotros depende ponernos manos a la obra o dejarnos arrastrar por la «excusitis», otro término de Küppers para referirse a esa actitud negativa que nos hace poner excusas de todo tipo simplemente para no hacer eso que queremos hacer, pero que requiere esfuerzo, sacrificio e incomodidad.

AMOR. Disfrutar de las personas es el primer paso para disfrutar de todo lo demás. El ser humano es un ser social por naturaleza, necesita del contacto con los demás, necesita vivir con sentido de pertenencia a un grupo. La soledad mata, no «estar» solo, sino «sentirse» solo. Es curioso que, en una sociedad cada vez más conectada gracias a la tecnología, estemos cada vez más desconectados entre nosotros. Los *likes* y los comentarios han sustituido a los abrazos, los libros de autoayuda han sustituido a muchos cafés con amigos, hacemos cursos para aprender a cuidar a nuestros amigos-seguidores, pero cada vez nos cuesta más coger el teléfono para preguntar «¿Cómo estás?»... Vivimos en la era de la abundancia material, pero de la escasez afectiva. Y esto solo podemos solucionarlo nosotros. Como dijo José Carlos Ruiz en el episodio 73 de mi programa de pódcast: «Durante los meses de la pandemia hemos dejado de ser consumidores y hemos vuelto a ser ciudadanos. Ha resurgido la preocupación por tu microcomunidad, pero ha sido abrir la puerta y recuperar la inercia que traíamos».

Cal Newport (te he hablado de él y de su filosofía basada en el minimalismo digital en el apartado anterior) propone en su libro[64] varias alternativas analógicas para asegurarnos de que en nuestro día también hay tiempo de desconexión. Es lo que él denomina ocio de calidad. Entre estas opciones está el deporte, y en concreto habla del CrossFit, disciplina que yo practico. Y, sinceramente, no entendía muy bien de dónde me venía esa afición al CrossFit, si la verdad es que muchos de los ejercicios que se practican los aborrezco; lo siento, que mis *coaches* me perdonen, pero no le veo la gracia a los *burpees*, por muy buenos que sean. El caso es que, a pesar de que los entrenamientos me suelen resultar tortuosos por regla general, me encanta ir al box porque es un lugar en el que conozco a personas, hablo con ellas, comparto entrenamiento (y sufrimiento)... Newport lo explica a la perfección:

- En un box nadie lleva cascos a menos que esté entrenando *open box*, es decir, por libre. Aunque incluso en estos casos es raro que la gente lleve cascos, se pone música para todos y entre serie y serie se habla con los compañeros.
- Las clases son a horas concretas, no entras y sales como en un gimnasio cuando quieres, y el WOD *(workout of the day)* o entrenamiento del día no se hace de forma in-

dividual, sino que todos los atletas que asisten a la clase entrenan a la vez y, a veces, en pareja.

- Durante el entrenamiento nos animamos unos a otros y, cuando terminamos, el *coach* felicita uno a uno a los atletas, y lo mismo hacemos entre nosotros.

- Desde 2005, la organización de CrossFit crea WOD en honor de militares y miembros de cuerpos especiales fallecidos en acto de servicio; es una modalidad deportiva que desde sus inicios tuvo una gran aceptación en el entorno militar estadounidense. Esto aquí en España quizá no se entienda tanto, pero en Estados Unidos a los héroes de guerra se les rinde tributo a todos los niveles, y el sentimiento de pertenencia a su país es un elemento más de unión y cohesión social.

GRATITUD. No es necesario que te compres un cuaderno especial y que todos los días dediques quince minutos antes de dormir a anotar aquello por lo que estás agradecido. Si quieres hacerlo, genial, pero no es necesario. De nuevo estamos generando necesidades materiales para alcanzar objetivos espirituales y emocionales. Basta con dar gracias a la vida por esa comida tan deliciosa que estás disfrutando solo o en compañía; dar gracias a tu cuerpo, que te permite salir a correr; dar gracias por ese café que te tomas en silencio por la mañana mirando por tu ventana; dar gracias mientras contemplas cómo sale o se pone el sol; gracias por esa persona que has elegido como compañera de vida que se despierta contigo cada mañana… La vida nos hace regalos constantemente, solo hay que parar, apreciarlos y agradecerlos.

AUTOCOMPASIÓN. Siempre insisto en que a nosotros mismos nos decimos burradas que no le diríamos a nadie jamás. Juzgamos y calificamos nuestro físico y nuestras capacidades sin descanso y sin piedad: qué gorda estás, qué tripa, qué asco de granos, estas canas de vieja, qué calvorota, mira que eres torpe, eres una negada para los números... Cualquier persona que recibiese ese trato por parte de otro estaría en todo su derecho de denunciarlo por maltrato y acoso; sin embargo, a nosotros mismos nos los permitimos.

La autocompasión no es otra cosa que una actitud —recuerda el primer punto— positiva y afectiva de una persona hacia sí misma frente a sus fallos y sus limitaciones. Una persona autocompasiva es aquella que reacciona con empatía a los eventos negativos en su vida que pueden ser o no su propia responsabilidad. La autocompasión es la base del autocuidado: si cometo un fallo, no me juzgo y me castigo, sino que me cuido y me reconozco lo que he hecho bien, aunque el resultado no haya sido el esperado. El primer paso de la autocompasión es tratarnos con amor y con amabilidad, y esto empieza por no generarnos expectativas irreales e inalcanzables a nosotros mismos. Porque no hay mayor estrés en esta vida que la autoexigencia, la obsesión, el control y el perfeccionismo. El segundo paso es, de nuevo, agradecer. Sí, es posible que tus piernas no sean dos perfectas, armónicas y simétricas columnas dóricas, pero te permiten correr, conducir, subir escaleras, caminar...

Te recomiendo que leas *El lenguaje de la felicidad*,[65] de Luis Castellanos. Es un libro precioso sobre cómo el lenguaje que utilizamos puede determinar cómo nos sentimos. ¿Podemos ser felices si nuestro lenguaje está lleno de amargura, quejas, reproches y desesperanza? ¿Puede nuestro lenguaje ayudarnos a construir una vida mejor, con más bienestar y felicidad?

Luis, al que tuve el placer de entrevistar en el episodio número 39 de mi pódcast,[66] propone que nos creemos nuestro propio «palabratorio», un armario de palabras con las que vestirnos cada mañana al comenzar el día, que nos ayuden a prepararnos para las adversidades que vengan, y «construir los pilares lingüísticos positivos de nuestra cotidianidad».

ENTUSIASMO. ¿Cuánto hace que no te entusiasmas con algo? ¿Cuánto hace que no usas la palabra «entusiasmo»? Cuando somos niños, todo nos entusiasma, todo nos asombra, todo nos produce curiosidad, flipamos con absolutamente todo. Pero, a medida que vamos creciendo, perdemos esa inocencia y esa capacidad de asombro por las cosas ordinarias.

Cultivar el entusiasmo es cultivar tus aficiones, esas cosas que te apasionan, ya sea el fútbol, la cerámica, los bailes de salón, la entomología, la numismática, las grandes batallas de la historia, la heráldica... Hace unos meses hice un curso *online* sobre entusiasmo de la mano del grandísimo Iker

Jiménez en el que habló de los «vampiros psíquicos», esos seres oscuros que, ya sea en nuestra vida personal o en la profesional, tienen como misión frenarnos, robarnos la energía y hacernos dudar de nuestro propósito. De eso él sabe mucho, ya que lleva más de veinte años viviendo de su pasión, el misterio, y teniendo que soportar la burla de aquellos tan mediocres que pretenden mofarse del que es diferente. La clave es identificarlos y tenerlos localizados, para que cada vez que te digan: «Pero, si tú no eres periodista, ¿cómo vas a hacer entrevistas?», «Pero, si no has hecho deporte en tu vida, ¿ahora te vas a poner a hacer CrossFit», «Ya eres un poco mayor para volver a patinar, ¿no?», ¡huyas! Iker Jiménez lo llama «blindaje positivo» para proteger tu entusiasmo, tu pasión y tu fe en ti mismo.

MOMENTOS. Antes comentaba que vivimos en la era de la abundancia, pero también en la era de la experiencia. Ahora ya no hay ropa, servicios, viajes o restaurantes, ahora hay experiencias. Disfrutar de la vida se ha convertido en coleccionar experiencias y, por supuesto, en compartirlas con todo el universo, porque parece que, si no las subes a Instagram, no existen. Pues mi propuesta es bastante más modesta. Mi propuesta es que «colecciones» momentos en lugar de experiencias, actos cotidianos, ordinarios, del día a día, momentos que construyen tus rutinas. Porque las rutinas son buenas, son conjuntos de hábitos que nos permiten crecer y progresar, la rutina es la ruta, el camino hacia nuestro objetivo. ¡Ya está bien de ir en contra de las rutinas! El problema no es repetir lo que haces, es hacer algo impuesto o autoimpuesto un día tras otro, en lugar de lo que verdaderamente deseas.

Cuánto daño han hecho dos de los mandamientos de esta religión moderna que rinde culto a la hiperacción y a la multitarea: «romper la rutina» y «salir de la zona de confort». Son dos lecciones que aprendí de José Carlos Ruiz.[67] Y es que, hasta entonces, yo también había defendido a capa y espada ambos postulados, sin pararme a pensar que el ser humano es un animal de rutinas y costumbres que busca la comodidad. Cambiar y evolucionar es maravilloso si es el medio para conseguir lo que deseamos, pero cuidado con pensar que en el cambio constante reside la felicidad. En lugar de ir contra natura, crea TUS rutinas y TU zona de confort, esa de la que nunca necesitarás salir para encontrar la felicidad.

Esta última D de disfrutar es aplicable también al descanso. El sueño es uno de los grandes placeres de la vida, no es una obligación, no es un deber, es un gustazo y hay que vivirlo así. También lo es comer, por ejemplo, y el sexo, otra de las cosas que se pueden hacer entre las sábanas en lugar de ver la tele o revisar Instagram. Hacer acopio de vitamina O (de orgasmo) es de lo mejor que puedes hacer para cuidar tu salud. Y esto es pura química y pura biología, porque las relaciones sexuales, más allá del puro placer, suponen la producción de un cóctel de sustancias que influyen directamente en tu bienestar físico, mental y emocional. Te cuento:

- Oxitocina, también conocida como hormona del amor. La segregamos cuando nos abrazamos, nos acariciamos y también al practicar sexo. Tiene un efecto calmante, reduce el cortisol y prepara el organismo para la segregación de melatonina.
- Serotonina, también conocida como hormona de la felicidad. Es esencial para la producción de melatonina y para mantener la regularidad de los ciclos de sueño-vigilia.
- Norepinefrina. Es una hormona y neurotransmisor que utiliza nuestro sistema nervioso para responder de forma equilibrada a situaciones de estrés, y que también interviene en la regulación del sueño y en la síntesis de melatonina.
- Vasopresina. Va directa al cerebro después del sexo y, junto con la oxitocina, es responsable de esa sensación placentera y de relax que te invade. También interviene en la regulación de nuestra respuesta al estrés y en la disminución de los niveles de cortisol en sangre para preparar el camino hacia el sueño.

5.
El futuro del descanso

En las cuatro partes que ya has leído de este libro hemos hecho un repaso sobre qué es el sueño, su estructura, sus posibles utilidades, qué sucede en nuestro cuerpo mientras dormimos y qué podemos hacer para cuidar de nuestro descanso. Todo lo que hemos visto hasta ahora habla sobre nuestro cuerpo. En esta quinta y última parte, vamos a seguir hablando de cómo cuidar nuestro sueño y nuestro descanso, pero desde fuera.

Cada uno de nosotros habitamos un cuerpo, y este cuerpo a su vez habita una serie de espacios con los que se relaciona e interactúa constantemente. La naturaleza que nos rodea, nuestra casa, nuestro espacio de trabajo o estudio, el lugar donde entrenamos, los lugares donde nos divertimos... Todos esos espacios que habitamos también son importantes para cuidar nuestro descanso, porque son el entorno, el contexto, en el que realizamos las funciones fisiológicas más esenciales para la vida como respirar, dormir, alimentarnos, movernos... Recuerda lo que te expliqué en el apartado 1.2 sobre los ritmos de la vida y cómo los ritmos de la naturaleza influyen en nuestro reloj biológico.

Desde la arquitectura biofílica y la psicología ambiental aplicada al diseño de espacios hasta el análisis y la medición de biomarcadores y su conversión en datos, pasando por los últimos avances en neurociencia para el entrenamiento de nuestro cerebro. Lo mismo te suena a ciencia ficción, pero es el futuro de la ciencia y la salud del descanso, un futuro en el que las personas vamos a tener un papel muy activo en nuestro proceso de interacción con el medio, un futuro que ya es el presente de los grandes expertos en distintos ámbitos que me han ayudado a redactar estas últimas páginas.

Una de las tendencias que más fuerza ha cobrado en los últimos años en lo que a bienestar se refiere es la de la ancestralización, es decir, volver a hacer cosas como comer, movernos y dormir como lo hacían nuestros antepasados antes de que la tecnología y las comodidades de la vida moderna alterasen nuestro yo más primitivo. Personalmente, estoy de acuerdo con esta propuesta, pero tengo mis reservas. Uno de los problemas con los que yo me he encontrado es que «volver a las cavernas» en el sentido estricto no es compatible con nuestro mundo, y a mí hay cosas de este mundo que me encantan (¡bendito navegador para el coche!). Es como cuando, para hablar de las bondades de la meditación, se pone como ejemplo a monjes tibetanos que viven aislados en monasterios. Son otras circunstancias y, por tanto, otros efectos. Intentar vivir de espaldas a la tecnología tal y como está diseñada nuestra sociedad es inútil y frustrante, por eso mi propuesta es la de aprovechar todo lo bueno que tiene la tecnología y los distintos avances propios de nuestro mundo moderno, y hacer uso de ellos de forma inteligente. Porque utilizar un *smartphone* no es incompatible con pensar.

La revolución de los datos

Quiero empezar este apartado dejando muy claro que ningún dispositivo de monitorización del sueño va a hacer que duermas mejor por el hecho de llevarlo, porque el dispositivo no te va a obligar a apagar el móvil, a hacer ejercicio de forma regular o a dejar de comprar Donettes y comprar más manzanas. Para lo que sirven los distintos dispositivos de los que te voy a hablar es para conocerte mejor y, a partir de los datos que te ofrecen, mejorar aspectos concretos de tu descanso y de tu estilo de vida. Pero el trabajo tienes que hacerlo tú.

También quiero dejar claro que la información que te pueden proporcionar estos dispositivos es siempre aproximada, y que nunca podrán sustituir a la información que los equipos médicos obtienen con las pruebas específicas de análisis del sueño, como el registro actigráfico, que mide la organización temporal de los ciclos de actividad (movimiento) e inactividad (sueño) durante algunas semanas mediante un dispositivo ambulatorio colocado en la muñeca; o un polisomnograma (PSG), que mide los diferentes tipos, patrones o fases de sueño, y registra la actividad cerebral, la respiración, el ritmo cardíaco, la actividad muscular y los niveles de oxígeno en la sangre mientras se duerme y que se realiza bajo supervisión médica. Son solo dos de las múltiples pruebas que se realizan para diagnosticar patologías del sueño como el insomnio, el síndrome de apnea-hipopnea obstructiva del sueño, la somnolencia patológica, la narcolepsia, las parasomnias, etc.

En el momento en que escribo estas páginas llevo algo más de un año utilizando el *smartwatch* Fitbit Versa 2 y tres meses utilizando la pulsera de registro de actividad WHOOP. El primero es un dispositivo muy sencillo de manejar y los resultados que se vuelcan en la aplicación son muy fáciles de interpretar. La medición de la actividad física es muy aproximada, y digamos que el recuento de calorías consumidas al hacer deporte es muy benévolo, pero para hacerse una idea es perfectamente válido. Además de medir la frecuencia cardíaca y de permitir monitorizar cosas que no tienen mucho sentido, como cuántos vasos de agua bebes o cuantos cafés te tomas, tiene una funcionalidad que me gusta mucho, que es precisamente la de analizar el sueño, tanto las distintas fases durante la noche como los microdespertares. Otra funcionalidad que destaca sobre las demás y que nos interesa a las mujeres especialmente es la de registrar las distintas fases del ciclo menstrual. Aunque en ninguno de los dos casos —sueño y ciclo menstrual— va más allá del registro de datos, al menos en el momento en que escribo estas páginas, sí que es una información muy útil para conocerte y poder planificar, por ejemplo, los entrenamientos según la fase del ciclo en la que te encuentres o según la calidad de tu descanso.

El tener datos no sirve de nada si no se analizan patrones de comportamiento y rendimiento y se utilizan para implementar mejoras, algo que sí que permite hacer el otro dispositivo que estoy probando. La pulsera de actividad WHOOP recoge y analiza distintos indicadores fisiológicos alrededor de tres áreas: sueño, actividad y nivel de recuperación. No se limita a recoger dicha información, sino que la analiza y se la devuelve al usuario en forma de recomendación de a qué intensidad tiene que entrenar o cuánto tiene que dormir para mantener el equilibrio entre las tres áreas. Lo que me gusta de WHOOP es que se aleja de las mediciones «típicas» de cuántos pasos das al día o el registro minucioso de lo que comes, y se centra en indicadores como la variabilidad de la frecuencia cardíaca, una herramienta que a mí personalmente me ayuda mucho para frenar cuando voy pasada de vueltas.

La variabilidad de la frecuencia cardíaca, HRV por sus siglas en inglés, es la variación en el tiempo entre los latidos del corazón. Aunque se manifiesta en función de la frecuencia cardíaca, en realidad se origina en el sistema nervioso. Como vimos en el capítulo 2, el sistema nervioso autónomo, que controla los aspectos involuntarios de nuestra fisiología, tiene dos ramas, la parasimpática (desactivante) y la simpática (activante). La rama parasimpática (*rest and digest*, «descansa y digiere»), que controla procesos como la digestión o el crecimiento de las uñas y el cabello, provoca una disminución de la frecuencia cardíaca. La rama simpática (*fight-or-flight*, «lucha o huye») activa nuestra respuesta a cosas como el estrés y el ejercicio, y aumenta la frecuencia cardíaca. La variabilidad de la frecuencia cardíaca la marcan estas dos ramas en competencia que envían señales simultáneamente al corazón. Si el sistema nervioso está equilibrado, el sistema parasimpático le dice constantemente al corazón que lata más lentamente, y el sistema simpático, que lata más rápido. Esto provoca una fluctuación en la frecuencia cardíaca. Una variabilidad de la frecuencia cardíaca alta significa que el cuerpo responde a las señales de ambos sistemas, parasimpático y simpático. Es decir, que el sistema nervioso está equilibrado y el cuerpo es muy capaz de adaptarse a su entorno y de rendir al máximo. Por el contrario, una variabilidad de la frecuencia cardíaca baja significa que una rama domina a la otra, generalmente la simpática, la de activación, incluso en momentos de reposo en los que no se está realizando ninguna actividad, que es lo que sucede cuando estamos enfermos, deshidratados, cansados o estresados.

El interés por la monitorización y el análisis de datos a través de *wearables* no se limita al uso individual, sino que cada vez más sectores, relacionados o no directamente con el descanso, están haciendo uso de esta tecnología. Siguiendo con el tema de los sensores, en mayo de 2021 Google ha lanzado su nueva versión del asistente virtual Nest Hub. La principal novedad con respecto al modelo anterior es su capacidad de monitorizar el sueño: usa la tecnología Motion Sense, que, a través de pequeños radares en miniatura, detecta los movimientos del cuerpo y la respiración, cuánto tiempo se ha estado en la cama pero despierto, la calidad del sueño, los microdespertares…, además de monitorizar la luz y la temperatura de la habitación.[68]

Otro sector no relacionado directamente con el descanso que también está mostrando un interés cada vez mayor por la monitorización y el análisis de datos relativos a nuestro estilo de vida es el de los seguros médicos y seguros de vida. Porque, si lo piensas bien, cuanto más te cuides, menos posibilidades tendrás de una muerte prematura debido a un problema de salud, y menos necesitarás ir al médico. Es una explicación un poco simple, lo sé, pero creo que es de una lógica aplastante que un seguro te recompense por llevar un estilo de vida saludable. Para ello, muchas compañías están recurriendo a la gamificación o, como me dijo Juan Carlos Santamaría (director de Desarrollo de Negocio de Inithealth, empresa que diseña soluciones tecnológicas para la gestión remota de la salud), la «juguetización» de sus servicios para generar mayor fidelización y compromiso. Con las mecánicas de juego nuestro cerebro tiene premio, por eso es algo casi innato en los seres humanos: segregamos oxitocina, una hormona de la que ya hemos hablado relacionada con la motivación y la confianza; y endorfinas, un neurotransmisor con efecto analgésico y que fomenta la sensación de bienestar. Así, la aseguradora AXA cuenta con AXA Health Keeper, una plataforma digital con diversos servicios de asesoramiento relacionados con la salud y un *health market* en el que se pueden adquirir productos y servicios médicos y de bienestar intercambiables por Fitpoints. A través de su aplicación proponen al usuario distintos retos para cuidarse, y permiten la integración con dispositivos de monitorización de actividad física. Otro ejemplo es Vivaz Actividad, la aplicación gratuita de la aseguradora Vivaz. Proponen retos sencillos, como el de caminar diez mil pasos diarios. Cada día que se cumple con el objetivo, se obtienen puntos de recompensa que después se pueden canjear por descuentos en el precio del seguro de salud, descuento que aumenta si, además del reto de los pasos diarios, se supera el reto de descansar siete horas cada día. Aunque algo es menos que nada, por el momento se trata más de buenas intenciones dentro de su estrategia de *marketing* que de políticas de empresa realmente comprometidas con la salud, pero no me extrañaría que en los próximos años algunas aseguradoras españolas hicieran como la americana John Hancock, que en 2020 anunció que en un futuro no muy lejano solo suscribirá pólizas que prometen recompensas para los clientes que van al gimnasio y usan *gadgets* tecnológicos como pulseras o relojes que controlan la cantidad y calidad del ejercicio que hacen. Tiempo al tiempo.[69]

Dormir… ¿entre algodones?

La ciencia y la tecnología del descanso no se limitan a la monitorización de nuestros biomarcadores. Si para correr buscas las zapatillas que mejor se adapten a ti, y para trabajar buscas el dispositivo más adecuado para tus funciones, ¿no es lógico que para dormir elijas el mejor colchón? El mundo de los colchones, las almohadas y la ropa de cama ha pasado ya a otro nivel, y cada vez hay más empresas que apuestan por aplicar la tecnología para monitorizar y mejorar nuestro descanso más allá de nuestra muñeca. A tenor de los últimos progresos en cuanto a los materiales utilizados para la fabricación de los colchones más avanzados, lo de los algodones se ha quedado obsoleto. Ahora hablamos de plata, oro, cobre, grafeno, carbono activo o polvo de perlas, y de nanotecnología aplicada a tejidos inteligentes. Otro nivel.

Justo antes de la pandemia, mi fisioterapeuta, Nelson Amaro, me habló de una marca española de colchones con la que estaban colaborando en la clínica; trabajan con muchos deportistas profesionales y llevaban tiempo analizando el impacto positivo que el uso de estos colchones tenía como complemento a la terapia manual del fisioterapeuta en algunos de sus pacientes. Con la llegada de la pandemia todo se quedó en *standby*, pero me quedé con la copla y con las ganas de saber más sobre el tema, así que, cuando me puse a trabajar en esta parte del libro, tuve claro que tenía que hablar con ellos para saber más sobre la ciencia que respalda su propuesta de valor. Como me dijo el director general de TEC MOON, Domingo Cañizares, cuando nos encontramos en su tienda para que me contara más sobre la marca, el consumidor está dispuesto a gastarse más de mil euros en un móvil que, según se use, puede ser hasta nocivo para la salud, y, sin embargo, le cuesta horrores invertir en algo que, sí o sí va a repercutir en su salud y en su bienestar, que es un buen colchón. Incluso algunos clientes están dispuestos a pagar por una cuna que cuesta más de tres cifras para sus bebés, pero piden que les regalen el colchón.

La idea base de TEC MOON nace de su experiencia en la venta de colchones, por un lado, y de su experiencia en la distribución de productos relacionados con la fisioterapia y la recuperación, por otro. Si una camilla de masaje es tan efectiva para el tratamiento y la recuperación, ¿qué mejor que poder tener este mismo servicio en casa, a cualquier hora, en tu colchón? En colaboración con el Instituto Europeo de Calidad del Sueño, ESCI por sus siglas en inglés, comenzaron a estudiar de qué forma podían ayudar a las personas a tener un mejor sueño y descanso a través de la tecnología aplicada a sus colchones, no solo atendiendo a la ergonomía, sino también a factores como la temperatura o la relajación. Tal y como me explicó Domingo, su foco está en el momento previo a quedarse dormido; ya hemos visto en este libro que uno de nuestros problemas es que llegamos a la cama a mil por hora, y el cuerpo necesita un tiempo de bajada de revoluciones para prepararse antes de entrar en la primera fase del sueño. La vibración tiene tres efectos sobre nuestro organismo: relajante, de activación de la circulación y analgésico. Y eso es lo que consiguen con los distintos programas de masaje: un estado de relajación profunda que facilita el proceso del sueño.

La tecnología detrás de TEC MOON se basa en numerosos estudios sobre el efecto beneficioso de la vibración en el descanso y la recuperación, especialmente en deportistas. Los deportes de media y larga distancia (ciclismo, *running*, triatlón, etc.) exigen un alto nivel de entrenamiento y sobrestimulación psicofisiológica que influye de diferentes maneras en la calidad del sueño y la recuperación, lo que a la larga, y si la situación se cronifica, implica una mayor probabilidad de sufrir lesiones y un menor rendimiento.[70] Si a la oxidación y al desgaste que provoca el ejercicio de alta intensidad les sumamos los horarios de entrenamiento y competición (que pueden ser incluso de noche), se desata la tormenta perfecta. Ahí es donde los estudios de TEC MOON han demostrado la eficacia de la vibración para activar el sistema parasimpático y compensar la sobrestimulación del sistema simpático. Concretamente, analizaron[71] cuatro parámetros en un grupo de seis corredores de larga distancia que durmieron veintiocho noches en uno de sus colchones con sistema de masaje: calidad del sueño, tiempo de reacción, respuesta cardiovascular al máximo esfuerzo y motivación para el entrenamiento. Tras las veintiocho noches, todos los sujetos experimentaron un incremento significativo de la percepción de la calidad del sueño; una reducción en la latencia del sueño de entre quince y veinte minutos; menor actividad durante la noche y mayor tiempo total de sueño; el sistema nervioso registró tiempos de reacción más bajos, y una mayor velocidad de recuperación desde el máximo esfuerzo hasta el pulso normal.

Otra de las variables fundamentales para un buen descanso es la temperatura y la ventilación. Ya sabes que, cuando dormimos, nuestra temperatura corporal desciende entre 1 y 2 grados, por eso es fundamental que el tejido y los materiales de los que está hecho el colchón contribuyan a esa estabilidad térmica. Además, si vamos a pasar entre siete y ocho horas cada día sobre su superficie, cuanto más higiénico sea el colchón, mejor, y esto se consigue gracias a tejidos inteligentes que permiten la autohigienización del colchón al exponerlo a la luz solar con efecto bactericida, fungicida y acaricida, y sometidos a tratamientos textiles viricidas que garantizan la higienización del colchón tras un contacto con un portador de virus. Pero los tejidos inteligentes de TEC MOON van un paso más allá. Mediante la utilización de nanotecnología han microencapsulado nueve materiales minerales y biosaludables (grafeno, carbono activo, oro, plata, cobre, polvo de perlas, jade, amatista y turmalina) que proporcionan propiedades complementarias para el descanso como el apantallamiento de ondas electromagnéticas.

Y es que los avances en I+D ya no solo permiten actuar sobre nuestro cuerpo, sino también actuar sobre nuestro entorno a la hora de dormir. Es el caso de la propuesta de HOGO, cuya tecnología crea un entorno libre de contaminación electromagnética y restablece el campo geoeléctrico natural de la Tierra. De hecho, tal y como me dijo Marino Cid, cofundador de la marca, son «la tecnología antitecnología». Estamos todo el día recibiendo ondas y radiación de cientos de dispositivos, y los que se utilizan para medir nuestros biomarcadores durante la noche también emiten radiación, por eso ellos apuestan por dejar descansar al cuerpo durante la noche. El objetivo es recrear el entorno natural en el que solíamos dormir, frente al entorno contaminado en el que dormimos hoy en día.

Colchones y almohadas están cubiertos por una malla de plata y grafito que crea una burbuja protectora frente a la exposición electromagnética. La plata, además de ser un potente bactericida, ayuda a eliminar la radiación acumulada en el cuerpo durante el día a través de una toma de tierra, y el grafito absorbe la radiación del cuerpo mientras crea una burbuja protectora que nos aísla de cualquier emisión. Es el «hecho a mano» llevado al dormitorio: el proceso artesanal de fabricación y ensamblaje de ocho semanas, hecho a medida según el peso y la altura del cliente, limita la producción a doscientas cuarenta camas al año.

El valor añadido de HOGO es el respaldo científico que avala sus beneficios. No hay mejor argumento que el que me da Marino: «Es ciencia». El equipo de la doctora Mónica de la Fuente del grupo de investigación de Envejecimiento, Neuroinmunología y Nutrición del Departamento de Genética, Fisiología y Microbiología de la Universidad Complutense de Madrid realizó un estudio[72] para analizar la eficacia del descanso sobre materiales naturales y libres de campos electromagnéticos en la edad biológica de personas sanas (la velocidad a la que cada individuo lleva a cabo su proceso de envejecimiento, indicador del mantenimiento de la salud y predictor de la esperanza de vida); en él se demostró que, tras dos meses de descanso en el sistema HOGO, se apreció un descenso de los valores de edad biológica en todos los sujetos de entre 14,5 años y 11,9 años. Sin embargo, en el grupo placebo la mayoría de los sujetos mostraron un aumento en los valores de edad biológica, siendo la media de ese envejecimiento de 1,25 años.

En otro estudio[73] realizado por el doctor Darío Acuña Castroviejo (ya te he hablado de él, es una eminencia mundial en el estudio de la melatonina) y la doctora Germaine Escames en el Centro de Investigación Biomédica de la Universidad de Granada, se analizó el efecto de dormir durante un mes en una cama HOGO sobre parámetros hormonales, de estrés oxidativo y de inflamación, dos de los factores que determinan nuestro envejecimiento. Se observaron descensos significativos de estrés oxidativo, de citoquinas proinflamatorias y de marcadores de estrés crónico, entre ellos el cortisol y la melatonina.

Espacios saludables: arquitectura y diseño para dormir (y vivir) bien

A principios de 2021 tuve el placer de charlar en el episodio número 89 del pódcast[74] con Soledat Berbegal, consejera y responsable de Reputación Corporativa de Actiu, empresa española de diseño y fabricación de mobiliario de trabajo y oficina; y Anna Ferrer, arquitecta y codirectora del estudio CU4 Arquitectura, especializado en diseñar casas «para cuidarte». Tanto Actiu como CU4 Arquitectura cuentan con la certificación WELL,[75] un sistema de puntuación dinámico para edificios y comunidades que permite identificar, medir y monitorizar las características de los espacios construidos que impactan en la salud y el bienestar de sus ocupantes. Una certificación que valora aspectos como la iluminación, la temperatura o incluso el estado de ánimo de las personas.

Mucho hablamos de tener un descanso adecuado, de cómo tenemos que alimentarnos, de cuánto ejercicio tenemos que hacer, de cómo gestionar el estrés, pero a veces se nos olvida que no solo somos «nosotros», sino que, como una de las tantas especies que habita este planeta, no podemos aislarnos del entorno en el que vivimos. Los órganos de los sentidos, la piel, las mucosas, el sistema digestivo, el inmunológico, el endocrino o el neurológico se relacionan con el medioambiente, al recibir todo tipo de mensajes, desde los sensoriales puros, como la luz y los olores, a otros más complejos, como los procedentes de la exposición a agentes vivos como los alimentos, a productos químicos y a las radiaciones ambientales.[76]

Igual que no podemos separar cuerpo y mente, y es imposible entender lo que le pasa a uno sin comprender a la otra y viceversa, tampoco podemos separarnos a nosotros mismos del entorno en el que vivimos, y ese entorno no es solamente la naturaleza y el clima, sino también esos espacios físicos que habitamos, como nuestra casa o nuestro lugar de trabajo. Actualmente pasamos gran parte de nuestro tiempo en ambientes seminaturales o abiertamente artificiales que conforman un hábitat modificado y extraño, de creación reciente desde el punto de vista evolutivo, espacios que suponen todo un reto adaptativo para nuestro organismo y que determinan en gran medida también nuestro nivel de bienestar físico, mental y emocional.

Casas que te cuidan

Nuestra casa, por lo general, es nuestro refugio, nuestro templo del bienestar. O al menos así debería ser. El confinamiento domiciliario al que nos hemos visto obligados como consecuencia de la pandemia nos ha hecho poner el foco en ese espacio que muchos, debido al ritmo de vida que llevamos, utilizan casi como un hotel, para ducharse, dormir y guardar sus pertenencias. La COVID-19 trajo consigo la caída de la compraventa de viviendas, el aumento de las reformas y la rehabilitación de inmuebles, un éxodo rural para teletrabajar desde entornos más «amables» y un *boom* de las viviendas unifamiliares.[77] En este sentido, las casas modulares y prefabricadas se han convertido en las protagonistas del mercado inmobiliario: precios más asequibles que las viviendas de construcción tradicional —esto depende del modelo, os lo dice una que está investigando para comprarse una el día de mañana—, tiempos de entrega más reducidos y promesas de eficiencia energética y aislamiento con las que el ladrillo no puede competir. Sin embargo, una casa que te cuida es mucho más que una casa bien aislada o que se abastece energéticamente gracias a placas solares. Estas soluciones son magníficas, pero a lo que nos ayudan es fundamentalmente a ahorrar.

Como explicó Anna Ferrer en la entrevista del pódcast, las casas que te cuidan son casas diseñadas pensando en el bienestar, atendiendo a necesidades no solo fisiológicas, sino también cognitivas y socioemocionales. El diseño debe girar en torno a RESPIRAR, NUTRIRSE Y MOVERSE, pero también ir un poco más allá y tener en cuenta aspectos emocionales. Es la base del *biophilic design*, o diseño biofílico, que introduce la naturaleza, plantas, agua o incluso la brisa, buscando la conexión con los elementos a través de los cinco sentidos.

Cualquier espacio, sea o no vivienda, hay que diseñarlo desde el punto de vista de las personas y teniendo en cuenta el sol, el entorno, el clima, el aire, las sombras, el ruido, la topografía y la hidrografía, la orientación, la ventilación, la altura, la vibración, los contaminantes biológicos, las ondas electromagnéticas... Hay que diseñar creando una buena relación del interior con el exterior. Si hay un factor clave para el diseño de espacios, según Anna Ferrer, ese es la luz, somos la *indoor generation*, pasamos más tiempo en interiores que en exteriores (horror, pero es así) y, por eso, como dice Anna, lo primero que hay que tener en la cabeza al proyectar es la luz natural, para que estemos expuestos a ella incluso desde el interior de un edificio. Otro de los puntos clave para esta arquitecta es generar espacios activos, que favorezcan la actividad física, tanto exteriores como interiores. Nuestros espacios no están pensados para movernos: el diseño urbanístico se centra en la circulación de vehículos más que en garantizar espacios adecuados y seguros para caminar o hacer deporte. Y en los espacios interiores pasa lo mismo: las escaleras generalmente se esconden, suelen ser oscuras, poco cuidadas y apartadas, cuando para un arquitecto son un elemento maravilloso de decoración y generación de movimiento.

Decíamos al principio de este apartado que los espacios se deben diseñar según las necesidades fisiológicas del ser humano, y una de las más importantes es, sin duda, respirar. En esto Anna hace especial hincapié: se habla mucho de los 2 litros de agua que deberíamos beber al día, pero a los 10 000 litros diarios de aire que respiramos no se les da la importancia que tienen. El dióxido de carbono no es un contaminante, pero sí un indicador de la calidad del aire del interior, y es muy fácil de medir. En este sentido, el sector del *home tech* está dando pasos de gigante: igual que ha sucedido con el desarrollo de los móviles y otros dispositivos, la vivienda inteligente nos va a permitir, a través de la tecnología, monitorizar, medir y analizar datos de la propia vivienda.

Hasta ahora se consideraban indicadores del confort térmico la temperatura y la humedad relativa; sin embargo, para Anna a ese confort le falta un parámetro fundamental, que es la calidad del aire relativa a la propia contaminación interior que se genera en la vivienda por el uso, por lo que entra de fuera y por las combustiones. Estas mediciones no son tan comunes aún, pero sí que son determinantes en cuanto a la «salud» de nuestro hogar: la presencia de gases como el ozono, el formaldehído, el monóxido de carbono, el CO_2 o el radón, compuestos orgánicos volátiles presentes en materiales cotidianos, partículas de polvo en suspensión, etc. El aire de nuestras casas puede estar hasta cinco veces más contaminado que el aire exterior.[78]

Aunque todas las estancias son importantes, evidentemente tenemos que prestar especial atención al dormitorio, ese templo del descanso del que hemos hablado en las pautas básicas de higiene del sueño que te propongo en el apartado 4.4. Luz, temperatura, ruido y aire son los cuatro elementos que nos van a hacer dormir «entre algodones» o que van a convertir la noche en la peor de las pesadillas. Si en toda la casa y a lo largo de todo el día debemos procurar exponernos a una iluminación «circadiana» (aprovechar la luz natural lo máximo que podamos), por la noche debemos favorecer lo máximo posible un ambiente de oscuridad, limitando la contaminación lumínica que entra del exterior, cuidando la iluminación interior en las horas previas a acostarnos y procurando la oscuridad total cuando nos vayamos a dormir, ya que hacerlo con la luz encendida o en un dormitorio con contaminación lumínica, incluso a intensidades bajas de 5-10 luxes, no solo causa un sueño más superficial y frecuentes despertares, sino que produce un efecto persistente sobre las ondas cerebrales asociadas al sueño profundo y a su estabilidad.[79] Según explica Anna, el camino desde el punto de vista de la arquitectura tanto en el hogar como en otro tipo de espacios es la iluminación integradora, es decir, aquella que combina la iluminación con un objetivo visual —por ejemplo, la que necesita tener un espacio de trabajo para ver bien— con la iluminación circadiana, que no tiene efectos visuales, sino fisiológicos y psicológicos.

Del ruido ya hablamos largo y tendido en el capítulo 3 y, si la Organización Mundial de la Salud (OMS) ha documentado la contaminación acústica como una de las causas de deterioro de la salud como consecuencia, entre otras cosas, de la alteración del sueño, ya es hora de que empecemos a tomárnoslo en serio. Mientras que en el ámbito institucional se ponen manos a la obra, tú puedes empezar a actuar en tu propia casa con refuerzos de aislamiento acústico. Nosotros lo hemos hecho en la casa nueva y damos gracias todos los días, el dinero mejor invertido de mi vida. Pero, como puntualiza Anna, el ruido acelera las pulsaciones, y no solo el que viene de fuera, sino también el que generamos dentro de la propia vivienda por el uso y el movimiento. Por eso no solo hay que prestar atención al aislamiento acústico del exterior y los usos colindantes, sino también a la necesidad de crear un ambiente sonoro lo más parecido posible a la naturaleza, que es para lo que nuestro sistema auditivo está diseñado.

En cuanto a la temperatura, ya hemos visto que, para que el sueño se produzca, nuestra temperatura corporal desciende a consecuencia de la redistribución del calor desde el interior del cuerpo hacia las extremidades, y la temperatura corporal depende en gran parte de la temperatura ambiental: en ambientes muy fríos o muy cálidos, existe una disminución del tiempo total del sueño con un aumento de la vigilia, de la latencia de sueño y del periodo de movimientos, mientras que en ambientes térmicos neutros (18-21 °C) se alcanzan niveles máximos de tiempo total de sueño, sueño profundo y sueño REM.[80] Los ambientes frescos favorecen mayores concentraciones de oxígeno, elemento esencial que determina la calidad del aire que respiramos. Según la OMS, nueve de cada diez personas respiran un aire insalubre en el mundo.[81] Es importantísimo que el dormitorio sea un espacio bien ventilado, para disminuir la concentración de CO_2 que generamos durante la noche en un espacio cerrado.

La rentabilidad de invertir en el bienestar de los trabajadores
Casi tan importante como nuestra casa es nuestro espacio de trabajo, esté o no dentro de nuestra casa. He insistido varias veces a lo largo del libro en que la calidad de nuestro sueño y nuestro descanso depende de la calidad de nuestro día, de lo que hacemos y del entorno en el que lo hacemos. Si lo piensas, cada día, de lunes a viernes, durante ocho horas o más, ocupas ese espacio. Y ojo, porque un espacio saludable de trabajo va mucho más allá de sustituir las máquinas de *vending* por infusiones y cuencos de fruta.

Como explicó Soledat Berbegal en el pódcast,[82] el bienestar hay que crearlo y diseñarlo para que la parte física ayude a la emocional. Esto hace que las personas se sientan mejor, trabajen de forma más eficiente y, como consecuencia, para las empresas sea más rentable esa relación personas-espacio-trabajo. La relación de sostenibilidad, salud y bienestar debería estar mucho más conectada en los espacios de trabajo. Tener en cuenta la calidad del aire, el movimiento, la acústica o la conexión con la naturaleza contribuye a que mejoremos a nivel profesional y personal. Si, como hemos visto en el apartado anterior, este enfoque funciona para casa, igualmente funciona para el espacio de trabajo.

Si estamos diseñados para movernos, ¿por qué nos empeñamos en estar atados a una mesa y a una silla ocho horas al día? Como me comentaba Soledat, «es antinatural», por eso es fundamental alternar posturas en nuestro puesto de trabajo y hacer estiramientos y ejercicios de movilidad. El hecho de que nos duela el cuerpo y lo sintamos bloqueado afecta a nuestro rendimiento cognitivo y a nuestro estado de ánimo. Por eso, en Actiu diseñan mobiliario de trabajo que ponga solución a ese problema. ¡Cada día que paso sentada trabajando doy gracias por la inversión que hice en plena pandemia en una silla de Actiu! Y no solo el mobiliario, sino todo el espacio. Igual que antes hablábamos de casas pensadas para generar movimiento, lo mismo sucede con los espacios de trabajo: escribir en un sitio, reunirse en otro, leer en otro...

«Invertir en bienestar es rentable y tiene un impacto muy positivo en la cuenta de resultados. Está demostrado que los empleados que trabajan a gusto están más motivados, son más productivos, y esto puede llegar a incrementar el rendimiento de los equipos en un 11 %, y el individual en un 5 %. Cuando hay estrés y bloqueo, es imposible que surjan la creatividad y la innovación», afirma Soledat.[83]

Tras la filosofía/metodología de Actiu, denominada *coolworking*, hay mucho estudio y muchos datos que la respaldan: alrededor del 86 % de los problemas de productividad de las organizaciones están relacionados con el entorno de trabajo, que puede influir hasta en un 24 % en la satisfacción del trabajador. Un empleado satisfecho no solo trabaja mejor y tiene mejores resultados, sino que, además, hace un uso más eficiente de los recursos, algo que de nuevo repercute en la cuenta de resultados.[84]

Todo está en la mente: de la meditación al entrenamiento del cerebro

«Todo hombre puede ser, si se lo propone, escultor de su propio cerebro.»

SANTIAGO RAMÓN Y CAJAL

El cerebro humano es uno de los grandes misterios del universo, tanto su funcionamiento en el plano físico como la traducción de estos mecanismos en pensamientos y procesos cognitivos. Conocer el cerebro y el sistema mente-cuerpo en su conjunto es una forma de conocernos a nosotros mismos, nuestras tendencias, nuestros hábitos más arraigados y nuestras posibilidades de transformación.

En el episodio 85 de mi programa de pódcast,[85] uno de los más escuchados de los más de cien que llevo emitidos hasta la fecha, pude charlar con Nazareth Castellanos sobre esos puentes que conectan la experiencia humana con la biología del cuerpo y que son uno de los focos del estudio de la neurociencia. Nazareth, licenciada en Física Teórica y doctora en Medicina y Neurociencia, con un máster en

Matemáticas Aplicadas a la Biología y otro en Neurociencias, ha trabajado como investigadora y docente en distintos laboratorios e instituciones tanto en España como en el extranjero, y actualmente dirige la investigación del laboratorio Nirakara Lab y la cátedra de la Universidad Complutense de Madrid de Mindfulness y Ciencias Cognitivas. Sus trabajos de investigación analizan, entre otras muchas cosas, cómo la meditación puede ayudarnos a desarrollar nuestras capacidades cognitivas y a cuidar nuestro cerebro. Muchas personas asocian erróneamente la meditación a un contexto religioso, especialmente con la tradición budista tibetana, con prácticas como la atención sobre un objeto, la atención a la respiración o la repetición de un mantra. A mí esta última me recuerda mucho al rezo del rosario de la tradición católica, que no es otra cosa que la repetición de un mantra. Pero las prácticas meditativas no tienen por qué estar asociadas a la religión. Como explica Nazareth en el pódcast, la meditación describe un proceso básico para el ser humano, que es la capacidad de dirigir nuestra consciencia.

Estamos mucho tiempo en lo que se llama «piloto automático», en el que se suceden reacciones espontáneas del cerebro, automatismos que hemos aprendido. Lo que ha demostrado la neurociencia es que nos pasamos casi la mitad de nuestro tiempo en este estado de ensoñación, también llamado red por defecto, y que, cuanto más tiempo estamos en ese estado, mayor sensación de insatisfacción tenemos: son momentos en los que la mente no para, estamos en un constante diálogo interior, es el estado de ensoñación, ese en el que no estamos atendiendo. Es lo contrario a estar viviendo la situación.

Esa tendencia a divagar que tiene la mente se acentúa cuando estamos activados en exceso, a mí por lo menos me pasa: cuanto más activa tengo la mente, más voy saltando de una cosa a otra, sin prestar atención plena a ninguna. Si hay un ámbito de expansión en el que la neurociencia está centrando sus estudios y recursos, es el del cuidado del cerebro a través de su entrenamiento. Sí, como lo oyes. A eso es a lo que se dedica Ana Ibáñez, ingeniera química especializada en neurociencia y entrenamientos mentales, en sus centros Mind Studio de Madrid. Justamente en la recta final de la redacción de este libro, cuando la motivación empezó a brillar por su ausencia, decidí poner mi cerebro en sus manos. Demasiados meses sin parar de trabajar y las consecuencias psicológicas y emocionales de la pandemia que tú también conoces me llevaron a una situación de bloqueo que incluso en algún momento me hizo plantearme si seguir adelante o no con el proyecto del libro.

Reconozco que, aunque lo comencé con mucho escepticismo, tan solo después de dos sesiones empecé a notar mucha más claridad mental, capacidad de concentración, rapidez a la hora de pensar y, sobre todo, GANAS de sentarme a escribir, GANAS de entrenar, GANAS de hacer cosas, cuando llevaba meses sumida en la apatía. Personalmente, creo que, tal y como se está configurando la sociedad, con los nuevos retos de gestión de la atención, la convivencia con las herramientas digitales y la cantidad de información y estímulos que tenemos que procesar, es necesario un abordaje complementario al valiosísimo apoyo psicológico. Al menos para mí ha sido el complemento perfecto a las sesiones con mi psicóloga, Marta Redondo.

Como me explicó Ana, «el ritmo de vida elevado y la continua búsqueda de satisfacer objetivos hace que nuestro cerebro funcione mucho tiempo, demasiado, en frecuencias asociadas a la alta productividad, y demanda respuestas de estrés por parte de nuestro sistema para hacer frente a las dificultades que se nos presentan. Como consecuencia, nuestro cerebro se queda demasiado tiempo en frecuencias rápidas, llamadas hibeta, que inhiben la producción de forma fluida de otras frecuencias como son las beta (responsables de la concentración), alfa (responsables de las sensaciones placenteras, de calma y bienestar), theta (transición del estado de vigilia al sueño) y delta (responsables del estado de sueño profundo)».

Por si todo esto es nuevo para ti, igual que lo es para mí, le pedí a Ana que me explicase qué tipos de ondas de frecuencias cerebrales existen: hibeta, beta, alfa, theta y delta. Se clasifican según su frecuencia, es decir, el tiempo que pasa entre los momentos en los que muchas neuronas disparan señales eléctricas a la vez, y cada una de ellas tiene la tarea de liberar neurotransmisores, algo que depende de distinos factores como el nivel de estrés, los pensamientos, ya sean negativos o positivos, y el entorno.

1. Ondas hibeta (superiores a 30 Hz). Corresponden a una actividad neuronal muy intensa relacionada con situaciones de estrés y de emergencia. Tienen la capacidad de disminuir la actividad cortical y derivar la actividad cerebral a los núcleos amigdalinos. Hibeta activa las neuronas que producen dopamina, sustancia estimulante que está directamente relacionada con la respuesta de «lucha o huye». Hibeta, que muchos de nosotros tenemos de forma casi permanente debido al estrés, nos hace vivir en un estado reaccionario casi siempre.

2. Ondas beta (12 a 33 Hz). Corresponden a una actividad neuronal intensa. Están relacionadas con acciones que requieren permanecer en un cierto estado de alerta y de gestión ágil de la atención, como un discurso ante un público amplio, el proceso de responder a una pregunta de examen, etc. En su rango más bajo de hercios estas frecuencias se asocian a los estados de concentración.

3. Ondas alfa (8 a 13 Hz). Relacionadas con los estados de relajación. Por ejemplo, pueden aparecer durante los paseos por un parque, al tumbarse en la playa o al ver la televisión. No son propias del estado de sueño, pero sí de calma profunda, un paso intermedio antes del sueño. La frecuencia alfa está asociada con la creatividad, la relajación, la tranquilidad y el sueño del día, y en ella se produce acetilcolina, que armoniza todas las demás frecuencias.

4. Ondas theta (3,5 a 7,5 Hz). Asociadas a los estados de calma profunda, relajación e inmersión en los recuerdos y las fantasías, y también a la etapa de sueño REM, que es aque-

lla en la que soñamos. Por consiguiente, cuando aparecen estas ondas, se estima que sí hay consciencia o que es muy probable que la haya, si bien es una consciencia desconectada de lo que ocurre a nuestro alrededor y centrada en experiencias imaginarias. Es un estado decisivo en el que reside también la inventiva. Theta está en el borde entre el sueño y el despertar, y se asocia con estados de consciencia y superaprendizaje. Las ondas cerebrales de theta producen GABA, el neurotransmisor que controla los ritmos eléctricos del cuerpo y que produce un efecto calmante. Theta es inhibitoria y es importante para regular las entradas excitatorias, por lo que es una frecuencia moduladora que ayuda al resto del cerebro a trabajar de forma óptima. La mayor parte de la población actual tiene muy poca actividad theta debido al estrés y a la sobrestimulación.

5. Ondas delta (1 a 3 Hz). Son las que tienen mayor amplitud de onda, es decir, aquellas cuya frecuencia es muy baja. Este es el estado en el que entramos cuando estamos experimentando un sueño profundo y tranquilo. Delta está asociada a la producción de serotonina. También es el estado que permite al cerebro recuperarse, rejuvenecer y equilibrar el estado de ánimo.

Todas ellas son necesarias, pero siempre que estén en orden y equilibrio; cuando nuestras frecuencias se desordenan, aparece la dificultad para dormir, el estado de ánimo es bajo con tendencia depresiva, estamos más irritables, nos cuesta concentrarnos y vivimos con una permanente sensación de ansiedad e intranquilidad. Cuando nos sentimos así, generalmente es porque estamos demasiado tiempo en frecuencias hibeta, las frecuencias del estrés y la ansiedad, un estado que exige demasiado a nuestro organismo y que es necesario ante amenazas reales, pero no todo el tiempo. Nuestro cerebro se enfoca en sus áreas de emergencia y apaga otras áreas, de ahí que tengamos dificultad para concentrarnos, para dormir, para tener empatía y para desconectar de los problemas. Cuando estamos en frecuencias hibeta, se inhiben las frecuencias beta y alfa, las frecuencias de la concentración y la calma, respectivamente. Las frecuencias alfa están presentes en situaciones placenteras, aumentan con una ducha caliente, por ejemplo, tras hacer deporte o tras dar un paseo por la naturaleza, por eso en estas situaciones es fácil que la creatividad se dispare. Las personas como yo, que no tenemos facilidad para entrar en este tipo de frecuencias, tenemos más posibilidades de quemarnos, de llegar al agotamiento físico y mental (recuerda el comienzo de este libro). Necesitamos que nuestro organismo pueda pasar de forma natural y automática de frecuencias más elevadas como las hibeta, las frecuencias del estrés, y beta, las frecuencias de la concentración, a frecuencias alfa, las frecuencias de la salud mental y física.

El entrenamiento que yo estoy haciendo centrado en bienestar y el específico de descanso enseña a nuestro cerebro a producir frecuencias asociadas al bienestar (frecuencias alfa y theta) y a incrementar la producción de frecuencias delta, que son las responsables del sueño profundo y reparador. De ahí mi sensación de tener más capacidad de concentración, más serenidad interna y mayor perspectiva sobre los problemas. Como me explicó Ana, los entrenamientos orientados específicamente al descanso enseñan al cerebro a que desencadene de forma más fluida el proceso del sueño (que cueste menos dormirse) y también a que mantenga un sueño de calidad (reducir despertares por la noche), es decir, le enseñan a pasar de las frecuencias del estado de vigilia (hibeta y beta) a frecuencias más lentas como son alfa, theta y, finalmente, delta. El cerebro aprende a transitar desde las frecuencias del estrés y la vigilia (hibeta y beta) a frecuencias de la calma y del sueño, se vuelve más flexible para pasar de unas frecuencias a otras y, en vez de quedarse «pegado» a las frecuencias de la alerta diaria, es capaz de reducir a frecuencias más lentas e ir apagando las áreas corticales para poder dormir.

Aunque los resultados varían de varían de una persona a otra, otro de los objetivos que persigue este tipo de entrenamiento y que yo he experimentado es tener capacidad para ver los problemas con perspectiva en lugar de hundirte en ellos. Esto es algo que Ana me explicó en la primera sesión, y me puso como ejemplo cuando alguien te plantea un problema y tú, al analizarlo desde fuera y con perspectiva, ves fácilmente la solución. Pues el objetivo es conseguir hacer lo mismo, pero sobre los propios problemas. La explicación neurocientífica que me dio Ana es que, «en vez de funcionar desde frecuencias hibeta, que provocan la activación de los núcleos amigdalinos y disminuyen la actuación del hipocampo, con el entrenamiento se producen frecuencias más lentas que "encienden'" nuestro sistema cerebral más "sofisticado", nuestro córtex cerebral, activando el prefrontal derecho, que nos da estabilidad emocional, calma y bienestar físico y mental, así como el prefrontal izquierdo, que nos ayuda a la toma de decisiones, ordena nuestros pensamientos y nos permite analizar las situaciones y responder ante ellas de forma eficiente y calmada».

Como «efectos secundarios» de este equilibrio y ajuste de frecuencias, mejoran nuestro estado de ánimo y nuestra autoestima, sentimos más energía (nuestro sistema no se defiende, sino que fluye y se adapta a las situaciones diarias, lo que hace que ahorremos mucha energía), y mejoran tensiones físicas como el bruxismo o la tensión en el cuello. Cuando nuestro cerebro es flexible en pasar de unas frecuencias a otras, experimentamos bienestar, equilibrio, capacidad de descanso, de concentración, buen estado de ánimo, agilidad mental, energía, buena calidad de sueño y, en definitiva, nos sentimos bien, llenos de vitalidad y con capacidad de cambiar de un estado a otro, con una sensación muy agradable de eficiencia y agilidad mental a la vez que una sensación de calma y serenidad interior.

Epílogo

Como has visto en el último capítulo, el campo del descanso no tiene fin en cuanto a investigación desde todos los puntos de vista: tanto la tecnología para medir nuestros biomarcadores como la tecnología aplicada a nuestros colchones y nuestros espacios, sin perder de vista el campo de la neurociencia y todo lo que está por llegar en este sentido.

Sin embargo, me gustaría terminar este libro con unas palabras que, si me sigues en redes sociales o escuchas mi pódcast, ya has oído o leído más de una vez: de nada sirve la tecnología, de nada sirven los dispositivos, si no empezamos por cuidar de lo más esencial, nuestro cuerpo.

Espero que estas páginas te hayan ayudado a entender cómo funcionamos por dentro y cómo afecta a nuestra salud y nuestro bienestar todo lo que pasa fuera: desde nuestro estilo y ritmo de vida, hasta los espacios que habitamos y las personas que nos rodean, sin olvidar nuestra actitud ante la vida y nuestra capacidad para gestionar emocionalmente lo que nos pasa. **Dormir y descansar no es un lujo prescindible, es una necesidad fisiológica esencial y es un derecho. Dormir es salud, y no dormir mata.** Si te has quedado con esta idea después de leer el libro, me doy por satisfecha.

Gracias a Miguel, el amor de mi vida; a mis amigos y a mi familia por su apoyo. Gracias a ti por haber llegado hasta aquí, y gracias a todas las personas maravillosas y grandes expertos en su campo que me han ayudado a escribir este libro y que me enseñan en cada episodio de mi programa de pódcast a cuidar mi descanso y mi bienestar físico, mental y emocional.

A todos vosotros, ¡MIL GRACIAS!

Notas |

Introducción

1. Sociedad Española de Neurología (SEN): https://www.sen.es/saladeprensa/pdf/Link332.pdf
2. López Otín, Carlos y Kroemer, Guido: *El sueño del tiempo*. Barcelona, Paidós, 2020.
3. *Idem.*
4. Han, Byung-Chul: *La sociedad del cansancio*. Barcelona, Herder, 2017.
5. *Idem.*

1. Por qué y cómo dormimos: cada vez menos y cada vez peor

6. Harari, Yuval Noah: *Sapiens. De animales a dioses*. Barcelona, Debate, 2015. P. 65.
7. *Ibidem.* P. 119.
8. Sánchez, Rober: *Camina, salta, baila*. Barcelona, Plataforma Editorial, 2020. P. 45.
9. López Otín, Carlos y Kroemer, Guido: *El sueño... Op. cit.* P. 105.
10. Cambras, Trinitat, y Díez, Antoni: *Los ritmos de la vida*. Barcelona, Publicacions i Edicions de la Universitat de Barcelona, 2015. P. 90.
11. Madrid, Juan Antonio: *Cronobiología: ritmos, relojes y tiempos*. Discurso de investidura como académico de la Academia de Ciencias de la Región de Murcia: https://webs.um.es/aferr/miwiki/lib/exe/fetch.php?media=investidura_jamadrid_discursos.pdf (20 junio 2019).
12. Cuenca Cabeza, Manuel y Aguilar Gutiérrez, Eduardo: *El tiempo*

de Ocio: transformaciones y riesgos en la sociedad apresurada. Bilbao, Universidad de Deusto, 2009. P. 31. http://www.deusto-publicaciones.es/deusto/pdfs/ocio/ocio36.pdf

13. *El pódcast de Jana Fernández* – Episodio 92: «Melatonina, mucho más que la hormona del sueño», con el profesor Darío Acuña Castroviejo: https://www.spreaker.com/episode/43211374

2. ¿Qué pasa cuando dormimos?

14. Cambras, Trinitat y Díez, Antoni: *Los ritmos… Op. cit.* P. 21.
15. Madrid, Juan Antonio: *Cronobiología… Op. cit.*
17. *El pódcast de Jana Fernández* – Episodio 92: «Melatonina… *Op. cit.*
16, 18. En 2013 se describió que, durante el sueño, se activa un mecanismo desintoxicante cerebral, denominado sistema glinfático, que facilita el arrastre de productos tóxicos en el cerebro. [Mendelsohn, A. R. y Larrick, J. W.: «Sleep facilitates clearance of metabolites from the brain: glymphatic function in aging and neurodegenerative diseases», en *Rejuvenation Res.* 2013. 16: 518523]. Se denomina glinfático en referencia a la linfa, un líquido que baña todas las células y los tejidos del cuerpo. Es como un sistema de drenaje integrado por las células gliales, que rodean las neuronas. El sistema glinfático se activa durante el sueño, sobre todo durante la fase de ondas lentas, y con el ejercicio físico, y se deteriora con el envejecimiento. Es probable que el sistema glinfático intervenga de forma decisiva en la fisiopatología de enfermedades neurológicas tales como enfermedades neurodegenerativas, ictus o determinadas cefaleas [Toriello, María, González-Quintanilla, Vicente y Pascual, Julio: «El sistema glinfático y su implicación en las enfermedades del sistema nervioso», en *Revista Medicina Clínica*, Vol. 156. Nro. 7, abril 2021].
19. Grau-Rivera, Oriol *et al.*: *Association between insomnia and cognitive performance, gray matter volume, and white matter microstructure in cognitively unimpaired adults*. Enero 2020, doi: 10.1186/s13195-019-0547-3. https://pubmed.ncbi.nlm.nih.gov/31907066/

20. Lucey, Brendan *et al.*: *Effect of sleep on overnight cerebrospinal fluid amyloid β kinetics.* 2018, doi: 10.1002/ana.25117. https://pubmed.ncbi.nlm.nih.gov/29220873/

21. Estivill, Eduardo, Madrid, Juan Antonio y Pin, Gonzalo: *Melatonina para todos.* SB e-books (12 junio 2015). Posición 50.

22, 23. *El pódcast de Jana Fernández* – Episodio 92: «Melatonina... *Op. cit.*

24. Besedovsky, Luciana, Lange, Tanja y Haack, Monika: *The Sleep-Immune Crosstalk in Health and Disease.* 2019, doi: 10.1152/physrev.00010.2018. https://pubmed.ncbi.nlm.nih.gov/30920354/

25. Cambras, Trinitat y Díez, Antoni: *Los ritmos... Op. cit.* P. 126.

26. Ben Simon, E., Rossi, A., Harvey, A. G. *et al.*: «Overanxious and underslept», en *Nat. Hum. Behav.* 4, 100–110 (2020). https://www.nature.com/articles/s41562-019-0754-8

27. Madrid, Juan Antonio: *Cronobiología... Op. cit.*

28. Medina Ortiz, Óscar *et al.*: «Alteraciones del sueño en los trastornos psiquiátricos», en *Rev. Colomb. Psiquiat.*, Vol. XXXVI. Nro. 4, 2007. http://www.scielo.org.co/pdf/rcp/v36n4/v36n4a09.pdf

29. Prieto-Rincón, Dexy *et al.*: «Calidad del sueño en pacientes psiquiátricos hospitalizados», en *Invest. Clín.* Vol. 47. Nro. 1, supl. 1, Maracaibo mar. 2006. http://ve.scielo.org/scielo.php?script=sci_arttext&pid=S0535-51332006000100002&lng=es

30, 31. Panda, Satchin: *The Circadian Code.* Londres, Vermilion-Penguin Random House, 2018. Pp. 98-99.

3. Enemigos del descanso: ruido y luz artificial

32. Convenio Europeo de Derechos Humanos: https://www.echr.coe.int/Documents/Convention_SPA.pdf

33. *Burden of disease from environmental noise. Quantification of healthy life years lost in Europe.* Organización Mundial de la Salud, 2011. https://www.euro.who.int/__data/assets/pdf_file/0008/136466/e94888.pdf

34-37. *Ruido y salud. Observatorio de salud y medio ambiente.* DKV Seguros, ECODES, Gaes. DKV Seguros, 2012.

38. *Burden of disease... Op. cit.*
39. Le Van Quyen, Michel: *Cerebro y silencio.* Barcelona, Plataforma Editorial, 2019. P. 232.
40. *El pódcast de Jana Fernández* – Episodio 68: «Cronobiología y cronodisrupción: cómo es el trabajo de relojero de la vida», con el profesor Juan Antonio Madrid: https://share.podimo.com/episode/3022881e-1ed8-4637-97dd-058af4106a2d?creatorId=cd240b6c-d075-47f7-845c-edc7b7a4dc9b&key=Picv78w57yln&source=ln&from=studio
41. University of Haifa: «Blue light emitted by screens damages our sleep», en *ScienceDaily*, 22 August 2017. www.sciencedaily.com/releases/2017/08/170822103434.htm
42. Newsom, Rob: *How blue light affects sleep.* Sleep Foundation, Noviembre 2020. https://www.sleepfoundation.org/bedroom-environment/blue-light

4. Método de las 7D del descanso

43. Han, Byung-Chul: *La sociedad... Op. cit.*
44. Covey, Stephen R.: *Primero, lo primero.* Barcelona, Paidós, 1999.
45. Sharma, Robin: *El Club de las 5 de la mañana. Controla tus mañanas, impulsa tu vida.* Barcelona, Grijalbo, 2018.
46. Clear, James: *Hábitos atómicos: Cambios pequeños, resultados extraordinarios.* Barcelona, Diana, 2020.
47. *El pódcast de Jana Fernández* – Episodio 94: «El milagro metabólico», con el doctor Carlos Jaramillo: https://www.spreaker.com/episode/43416221
48. Cañellas, Xavi: *Tu primer cerebro (no está en tu cabeza).* Barcelona, Plataforma Editorial, 2020. P. 59.
49. *El pódcast de Jana Fernández* – Episodio 96: «Movimiento natural: vuelve a conectar con tu "yo" ancestral», con Rober Sánchez. https://www.spreaker.com/episode/43671018
50. Sánchez, Rober: *Camina... Op. cit.*
51. Encuesta Nacional de Salud en España. Ministerio de Sanidad, Consumo y Bienestar Social e Instituto Nacional de Estadística. 2017.

https://www.mscbs.gob.es/estadEstudios/estadisticas/encuesta
Nacional/encuesta2017.htm

52. Bilbao, Álvaro: *Cuida tu cerebro... y mejora tu vida.* Barcelona, Plataforma Editorial, 2013.

53. Mendonça, José Tolentino: *Pequeña teología de la lentitud.* Barcelona, Fragmenta Editorial, 2017.

54. Geli, Carles: «Ahora uno se explota a sí mismo y cree que está realizándose», en *El País* (07/02/2018). https://elpais.com/cultura/2018/02/07/actualidad/1517989873_086219.html

55. Mendonça, José Tolentino. *Pequeña teología... Op. cit.*

56. Odell, Jenny: *Cómo no hacer nada. Resistirse a la economía de la atención.* Barcelona, Ariel, 2020.

57. Han, Byung-Chul: *La sociedad... Op. cit.* P. 108.

58. Mark, Gloria, Klocke, Ulrich y Gudith, Daniela: *The cost of interrupted work: More speed and stress.* CHI, 2008.

59. Stone, Linda: *Just Breathe: Building the case for Email Apnea.* https://www.huffpost.com/entry/just-breathe-building-the_b_85651

60. Salanova, Marisa: *Tecnoestrés: concepto, medida e intervención psicosocial.* NTP 730, 2003. https://www.insst.es/documents/94886/327446/ntp_730.pdf/55c1d085-13e9-4a24-9fae-349d98deeb8a

61. Newport, Cal: *Minimalismo digital. En defensa de la atención en un mundo ruidoso.* Barcelona, Paidós, 2021. Pp. 16, 19.

62. *El pódcast de Jana Fernández –* Episodio 73: «Identidad y pensamiento crítico para encontrar la felicidad y construir tu zona de confort», con José Carlos Ruiz. https://share.podimo.com/episode/fda912ec-54f5-4c8b-adae-175cb194b5df?creatorId=cd240b6c-d075-47f7-845c-edc7b7a4dc9b&key=YVhJ20NNeAln&source=ln&from=studio

63. Küppers, Victor: *Vivir la vida con sentido. Actitudes para vivir con pasión y entusiasmo.* Barcelona, Plataforma Editorial, 2012. P. 53.

64. Newport, Cal. *Minimalismo... Op. cit.* Pp. 16, 19.

65. Castellanos, Luis: *El lenguaje de la felicidad.* Barcelona, Paidós, 2019.

66. *El pódcast de Jana Fernández –* Episodio 39: «El lenguaje de la felicidad», con Luis Castellanos. https://www.spreaker.com/episode/21884679

67. *El pódcast de Jana Fernández –* Episodio 73: «Identidad... Op. cit.*

5. El futuro del descanso

68. Rubio, Isabel: «Google Nest Hub, a prueba: un asistente para saber qué tal duermes sin llevar un reloj encima», en *El País* (05/05/2021). https://elpais.com/tecnologia/2021-05-05/google-nest-hub-a-prueba-un-asistente-para-saber-que-tal-duermes-sin-llevar-un-reloj-encima.html?utm_source=Newsletter&utm_medium=&utm_campaign=&utm_salesforcepb=6374465&nws=

69. Carque, Joan: «O te pones en forma o no te aseguro», en *La Vanguardia* (10/01/2020). https://www.lavanguardia.com/seguros/medicos/20200110/472802235225/vida-saludable-salud-machine-learning-seguros.html

70. Milewski M. D., Skaggs, D. L., Bishop, G. A., Pace, J. L., Ibrahim, D. A., Wren, T. A. y Barzdukas, A.: «Chronic lack of sleep is associated with increased sports injuries in adolescent athletes», en *J. Pediatr. Orthop.* Marzo 2014, 34(2):129-33. doi: 10.1097/BPO.0000000000000151. PMID: 25028798. https://pubmed.ncbi.nlm.nih.gov/25028798/

71. Zamora, T., Nebot, I., Pérez-Encinas, C., Pin, G. y Martínez, M. J.: «Rendimiento de una intervención vestibular y masaje para los atletas que sufren de déficit de sueño. Efectos sobre la respuesta cardiovascular, tiempo de reacción, motivación y calidad del sueño». Traducido del original: Zamora, T. *et al.*: «Performance of a vestibular and massage intervention for athletes suffering of sleep deficit. Effects on cardiovascular response, reaction time, motivation and sleep quality», en *Journal of Sleep Research*. Vol. 25, 2016.

72. De la Fuente, Mónica: *Efectos del descanso sobre materiales naturales y libres de campos electromagnéticos en el sistema inmunitario y la edad biológica. Grupo de Investigación de Envejecimiento, Neuroinmunología y Nutrición. Departamento de Genética, Fisiología y Microbiología,* Universidad Complutense de Madrid. https://cdn.hogo.es/wp-content/uploads/2020/10/1.-ESTUDIO-DRA.-MÓNICA-DE-LA-FUENTE-UCM.pdf

73. Acuña Castroviejo, Darío y Escames, Germaine: *Estudio polisomnográfico y bioquímico del efecto del reposo controlado en el organismo humano. Centro de Investigación Biomédica,* Parque Tecnológico de

Ciencias de la Salud, Universidad de Granada. https://cdn.hogo. es/wp-content/uploads/2020/10/2.-ESTUDIO-DR.-DARIO-ACUÑA-UG.pdf

74. *El pódcast de Jana Fernández* – Episodio 89: «Espacios saludables que cuidan de nuestro bienestar», con Anna Ferrer y Soledat Berbegal. https://www.spreaker.com/episode/42879669

75. https://www.wellcertified.com

76. Informe *Salud, espacios, personas*: https://gbce.es/recursos/salud-espacios-personas/

77. Vega, Paco: «Casa prefabricada, unifamiliar y fuera de grandes ciudades: la vivienda de moda que deja el Covid-19 en España», en *El Economista* (16/02/2021). https://www.eleconomista.es/nacional/noticias/11053159/02/21/Casa-prefabricada-unifamiliar-y-fuera-de-grandes-ciudades-la-vivienda-de-moda-que-deja-el-Covid19-en-Espana.html

78. United States Environmental Protection Agency EPA: *Indoor Air Quality*. US EPA. (16 de julio, 2018). https://www.epa.gov/report-environment/indoor-air-quality

79-80. Álvarez Ruiz de Larrinaga, Ainhoa, Madrid Pérez, Juan Antonio: «Importancia del entorno ambiental». *Revista de Neurología* 63(2), 2016. https://ses.org.es/wp-content/uploads/2016/12/rev-neurologia2016.pdf

81. Organización Mundial de la Salud (2018): *Nueve de cada diez personas de todo el mundo respiran aire contaminado*. https://www.who.int/es/news-room/detail/02-05-2018-9-out-of-10-people-worldwide-breathe-polluted-air-but-more-countries-are-taking-action

82-83. *El pódcast de Jana Fernández* – Episodio 89: «Espacios saludables... *Op. cit.*

84. https://www.actiu.com/es/cool-working/

85. *El pódcast de Jana Fernández* – Episodio 85: «Neurociencia de la meditación», con Nazareth Castellanos. https://www.spreaker.com/episode/41743097

Su opinión es importante.
En futuras ediciones, estaremos encantados
de recoger sus comentarios sobre este libro.

Por favor, háganoslos llegar a través de nuestra web:

www.plataformaeditorial.com

Para adquirir nuestros títulos,
consulte con su librero habitual.

«No existe amor a la vida
sin desesperación de vivir.»*
ALBERT CAMUS

«*I cannot live without books.*»
«No puedo vivir sin libros.»
THOMAS JEFFERSON

Desde 2013, Plataforma Editorial planta un árbol
por cada título publicado.

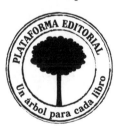

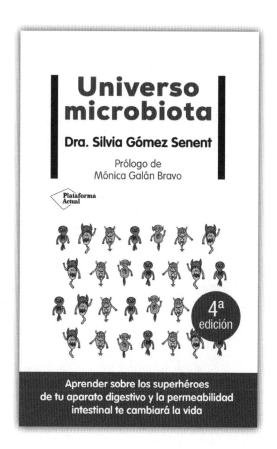

Universo microbiota

Dra. Silvia Gómez Senent

Prólogo de
Mónica Galán Bravo

Plataforma
Actual

4ª edición

Aprender sobre los superhéroes
de tu aparato digestivo y la permeabilidad
intestinal te cambiará la vida

Con casi veinte años de experiencia, la doctora
Silvia Gómez Senent ha atendido a casi medio millón
de personas con problemas digestivos, que han pasado
de llevar una vida apagada, abúlica y enfermiza
a otra completamente distinta, saludable,
repleta de energía y entusiasmo.